AF396844

# CONSIDÉRATIONS

## GÉNÉRALES

sur

# L'ÉTAT DE LA MÉDECINE.

IMPRIMERIE DE FÉLIX MALTESTE ET Cⁱᵉ,
Rue des Deux-Portes-Saint-Sauveur, 18.

# CONSIDÉRATIONS GÉNÉRALES

## SUR L'ÉTAT

# DE LA MÉDECINE

PAR

## A. SIGNORET,

Docteur en médecine, pharmacien de l'École de Paris, membre de
l'Ordre Royal de la Legion-d'Honneur.

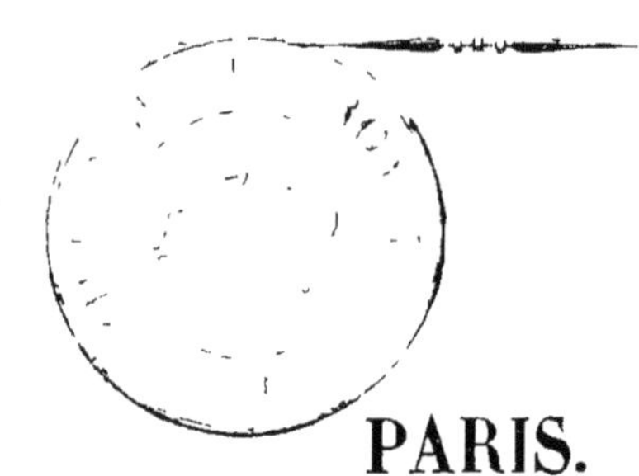

PARIS.

**LIBRAIRIE DES SCIENCES MÉDICALES,**

**DE JUST ROUVIER ET E. LE BOUVIER,**

RUE DE L'ÉCOLE-DE-MÉDECINE, 8.

—

**1838**

Se trouve aussi chez l'auteur rue de Seine-Saint-Germain, 49.

# PRÉFACE.

Le travail que nous publions aujourd'hui est le fruit de méditations qui ont commencé avec nos études médicales. Dès nos premiers pas dans ces graves et pénibles études, deux choses nous ont frappé, l'insuffisance de l'art, le désaccord des maîtres. Combien de fois avons-nous été découragé en entendant professer les doctrines les plus opposées! Quoi! disions-nous, cette science à nos yeux si belle, si grande, et que nous avons crue si parfaite, est à ce point incertaine et dépourvue de règles pratiques, que chaque maître a sa méthode qu'il vante en blâmant celles de ses confrères! De ces bancs d'où nous espérions entendre des préceptes invariables, nous n'entendons que des opinions controversées ; et si nous consultons les anciens, nous trouvons les mêmes contradictions, les mêmes incertitudes. Mais où donc est la science que nous cherchons ; quelle route peut nous y conduire? Chaque maître nous en indiquant une différente, qui nous dira celle que nous devons choisir? Et si nous nous égarions, ou si notre foi dans la science venant à faillir, au lieu de cette confiance si nécessaire au praticien, nous ne trouvions plus au fond de notre âme que ce doute décourageant, accablant, qui porte au dégoût, au mépris de tout, même de la vie?

Telles étaient les tristes pensées auxquelles nous étions en proie, dès notre début dans la carrière médicale; et l'on conçoit qu'une telle préoccupation d'esprit devait nous rendre défiant, sceptique même, et nous garantir de ces déterminations précipitées, enthousiastes, qui accueillent trop souvent les idées, les théories nouvelles.

Au milieu de cette agitation de doute et

d'incertitude, nous fûmes naturellement conduit à nous demander s'il y avait réellement une médecine, c'est-à-dire, s'il y avait une réunion, un ensemble de connaissances, à l'aide desquelles on pût abréger les souffrances et protéger la vie.

Cette question qu'autorisaient les opinions si opposées des maîtres de l'art, nous l'avons résolue affirmativement. Il est bien démontré pour nous qu'on peut soulager l'homme souffrant, et dans beaucoup de circonstances, conjurer la mort qui le menace.

Cela posé, pourquoi est-on si incertain, si opposé d'opinion sur le choix des moyens propres à combattre les maladies? Voilà ce que nous nous sommes constamment demandé, et c'est le problème que nous nous proposons de résoudre dans cet écrit.

Ami du repos, et craignant par-dessus tout les disputes de controverse, nous avons hésité bien long-temps à prendre la plume, dans l'appréhension de soulever contre nous des orages ; car nous ne nous dissimulons pas que nous allons blesser bien des opinions. Ce n'est pas, toutefois, que nous redoutions la discussion, nous l'appelons, au contraire, de tous nos vœux, convaincu que les doctrines que nous professons ne peuvent que gagner à être discutées; mais nous voudrions une discussion calme, modérée, et, malheureusement, c'est chose rare en médecine ; les moindres débats dégénèrent presque toujours en violentes disputes, où les personnalités les plus affligeantes remplacent les argumens scientifiques. Combien de médecins sont devenus ennemis irréconciliables, parce qu'ils ont différé d'opinions médicales! Ces exemples trop nombreux nous ont arrêté long-temps ; car nous ne nous consolerions pas si la publication de cet écrit affaiblissait de vieilles liaisons que nous désirons bien vivement voir se resserrer encore, s'il est possible.

Mais à côté de ces considérations toutes personnelles, il s'en présente d'un ordre plus élevé. La question qui nous occupe ici intéresse l'humanité tout entière, et nous regardons comme un devoir pour tout homme, et surtout pour le médecin, de publier toutes les idées qu'il croit pouvoir contribuer au progrès de la science. En livrant ces feuilles au public, nous croyons faire une chose utile ; si nous nous trompons, si nous nous abusons, eh bien ! notre écrit ira se perdre dans la masse déjà si considérable des écrits inutiles.

# CONSIDÉRATIONS GÉNÉRALES



## L'ÉTAT DE LA MÉDECINE.

Toutes nos recherches, toutes nos études, ont pour objet les besoins, le bien-être de l'homme.

Le premier bien, c'est la santé; sans elle tous les autres ne sont rien.

La santé étant le premier bien, et l'homme, de tous les êtres de la création, le plus sujet aux maladies, l'étude qui a pour fin le traitement, la guérison des maladies, la médecine enfin, est sans contredit la plus importante dont l'homme puisse s'occuper, la plus digne de fixer son attention. Que de motifs, en effet, pour nous occuper des moyens de combattre les maladies! Le soin de notre propre conservation, la crainte de perdre des personnes chères, ou sur lesquelles reposent de grands intérêts privés ou publics; et par-dessus tout, ce sentiment si beau, si sublime, qui porte l'homme à compatir aux maux de ses semblables, à les secourir dans leurs souffrances; voilà ce qui a dû, dans tous les temps et dans tous les lieux, porter l'homme vers les études qui avaient pour objet la recherche des moyens propres à conserver la santé, à combattre les maladies. On peut donc dire que la médecine est la plus ancienne des sciences cultivées; elle est née avec l'homme.

Si le nombre des écrits qui se publient tous les jours sur une science donnait la mesure de ses progrès, assurément aucune connaissance ne serait ni aussi riche, ni aussi avancée que la médecine; car il n'en est aucune sur laquelle on ait tant écrit. Mais hélas! tous ces écrits, dont beaucoup décèlent des hommes d'un grand savoir, que nous apprennent-ils de plus qu'Hippocrate? Après avoir bien lu et bien médité ces ouvrages, on se retrouve à peu près au même point. Cela est triste à dire, désespérant même, mais c'est la vérité. Cette assertion, nous le savons, heurtera beaucoup d'opinions qui croient voir un progrès dans chaque annonce d'un moyen nouveau ou renouvelé; mais pour nous, le progrès ne consiste pas seulement à inscrire sur la liste, déjà trop longue, des médicamens, le nom d'un médicament nouveau : mais dans la guérison plus sûre et plus prompte des maladies. Qu'on nous cite, en effet, un moyen à l'aide duquel on guérit mieux que d'après les méthodes anciennes, et nous dirons qu'on a fait des progrès; mais si tous les moyens nouveaux laissent le même embarras, la même incertitude, nous demandons où est le progrès.

Nous n'entendons point parler ici des maladies dites chirurgicales, qui sont beaucoup mieux traitées aujourd'hui qu'elles ne l'étaient il y a deux mille ans. Les progrès de l'anatomie et de la physiologie ont fait avancer la chirurgie, nous nous plaisons à le reconnaître. Mais le traitement des maladies internes reste aussi incertain.

Nous convenons cependant que la connaissance plus exacte des organes et de leurs fonctions, en rendant plus parfait le diagnostic de certaines maladies, en a fait modifier heureusement le traitement.

Nous dirons encore que les progrès des sciences accessoires à la médecine ont amené quelques améliorations importantes dans la thérapeutique ; c'est ainsi que la connaissance plus parfaite de la propriété de plusieurs substances, et de leur action sur l'économie, a fait rayer des Codex des préparations dégoûtantes et souvent plus nuisibles qu'utiles. Sous ce rapport il y a vraiment amélioration ; mais par une compensation déplorable, en même temps que beaucoup de médicamens étaient rejetés de la thérapeutique comme au moins inutiles, beaucoup d'autres dont l'efficacité peut être contestée y trouvaient place. Les découvertes de la chimie moderne ont fourni à la matière médicale une foule de substances, avec lesquelles on a confectionné des médicamens bien plus dangereux que ceux qui ont été retranchés des anciens Codex : ainsi les préparations de mercure, d'or, d'iode, etc.; de sorte, qu'en somme, il serait peut-être difficile de dire si la thérapeutique a plus gagné par les retranchemens qu'elle n'a perdu par les additions.

Nous nous croyons, il est vrai, plus rationnels, moins crédules, moins empiriques. Eh ! savons-nous mieux comment agit le mercure, l'iode, que les anciens ne savaient comment agissaient les yeux d'écrevisse, la terre sigillée, la vipère, etc.; et quant à la superstition, à la crédulité, si l'on ne croit pas à certaines pratiques, à l'astrologie, à l'influence des nombres, par exemple, on croit aux anneaux contre la migraine, aux petits sachets; on croit enfin au magnétisme, qui reçoit aujourd'hui plus d'honneurs académiques que n'en reçurent peut-être jamais des anciens les pratiques nécromanciennes; nous n'avons donc rien à envier aux siècles passés, et notre époque paie largement sa dette de faiblesse et de crédulité.

Lorsque l'on considère les progrès qui se sont opérés dans toutes les branches des connaissances humaines, on est surpris et douloureusement affecté en voyant l'art médical rester au même point. N'est-ce pas en effet une chose bien attristante que la nullité des travaux de tant d'hommes du premier mérite, qui ont usé leur vie en recherches pénibles, sans qu'on puisse constater un progrès dans la science la plus utile à l'homme?

La médecine, et nous entendons seulement

parler ici de la connaissance et du traitement des maladies, faisant abstraction de toutes les sciences accessoires, la médecine, disons-nous, restant stationnaire alors que tout autour d'elle est en progrès, il est naturel de se demander pourquoi elle ne suit pas le mouvement des autres connaissances.

Tous les arts scientifiques et industriels ne sont que des déductions théoriques de quelques phénomènes naturels. Lorsque l'explication donnée de ces phénomènes est conforme à la vérité, les théories sont une traduction exacte des faits, et les applications que l'on en fait donnent des résultats prévus. Mais pour arriver à une théorie qui soit une parfaite représentation des faits observés, il faut en pouvoir apprécier les circonstances causales; sans cette appréciation les théories seront toujours hasardées, et leur application conduira souvent à des résultats opposés à ceux que l'on cherche. Il faut donc, avant toute chose, bien observer les phénomènes, et tâcher d'en saisir les causes; car ce n'est, nous le répétons, qu'à l'aide de cette connaissance, qu'on peut avoir une théorie qui soit une traduction de la vérité.

Mais tous les phénomènes qui sont l'objet de nos études ne se prêtent point également à nos investigations ; il en est que nous expliquons d'autant mieux que nous pouvons les imiter, les reproduire ; c'est-à-dire que nous pouvons appuyer nos explications de démonstrations expérimentales : ainsi certains phénomènes chimiques et physiques ; par exemple, nous pouvons démontrer pourquoi une lumière s'éteint dans certains lieux bas et mal aérés ; nous pouvons également expliquer, en nous aidant de l'expérience, pourquoi l'eau s'élève dans les corps de pompe. Nous avons donc, sur ces phénomènes, des connaissances réelles, positives ; et l'on conçoit que ces connaissances soient progressives, et qu'avec le temps de nouvelles notions relatives au même phénomène viennent s'ajouter à celles que l'on possède.

Mais il est des phénomènes qui se refusent à tous les moyens d'investigation, à toute explication théorique, et pour lesquels nous ne pouvons nous aider d'aucune expérience analytique : les phénomènes vitaux sont de ce nombre. Jusqu'à ce jour, aucun phénomène de ce genre n'a pu être imité ni reproduit, de sorte que nous ne

connaissons rien sur les causes et les circonstances causales des fonctions vitales. La science qui
a pour objet les phénomènes de la vie n'existe
donc point encore; le premier anneau de cette
science est à former. Qu'on s'étonne, après cela,
de l'instabilité de toutes les théories qui se sont
succédé jusqu'à présent.

D'après ce que nous venons de dire, on comprendra pourquoi certaines études sont progressives, et pourquoi d'autres ne le sont pas. On voit
que les sciences dites exactes, positives, sont sus-
ceptibles de progrès, parce qu'elles se prêtent aux
démonstrations analytiques; et que les études
qui ont pour objet les phénomènes de la vie
restent stationnaires, parce qu'elles se refusent à
toutes les recherches expérimentales.

L'obscurité qui règne encore sur tout ce qui regarde la médecine proprement dite, c'est-à-dire,
sur tout ce qui a rapport à la connaissance et au
traitement des maladies, tient donc particulièrement aux choses; mais il faut convenir aussi
que cette obscurité a été bien augmentée par la
manière dont on a étudié les choses. Nous savons bien que, quoi que l'on fasse, les études qui
ont pour objet les phénomènes de la vie laisse-

ront toujours beaucoup à désirer; mais nous croyons qu'en donnant une autre direction aux recherches, il est possible d'arriver à des résultats plus satisfaisans, et du reste, la route suivie jusqu'à présent n'ayant conduit qu'à des erreurs, il convient, dans tous les cas, de la changer, d'en chercher une autre.

Et d'abord, que se propose-t-on en médecine? de combattre les maladies, de faire cesser les troubles, les perturbations qui menacent la vie : mais qu'est-ce que la maladie, que sont les troubles, les perturbations qui mettent la vie en danger? Voilà ce qu'on se demande depuis des siècles, et à quoi on n'a pu encore répondre. Cette question, pour la solution de laquelle on semble avoir épuisé toutes les suppositions possibles, est aussi neuve, aussi vitale qu'il y a deux mille ans.

Nous ne rappellerons pas toutes les absurdités qui ont été imaginées pour expliquer la cause et la nature des maladies; à quoi nous servirait de savoir par qui était débitée telle ou telle erreur? au reste ceux qui seraient curieux de connaître tout ce qui a été écrit sur ce sujet peuvent consulter nos bibliothèques. Nous nous bornerons

seulement à faire remarquer ici, qu'en général,
et chez les anciens particulièrement, les théories
médicales ont varié comme les systèmes philosophiques. Il ne faut pas oublier que dans l'antiquité tous les hommes qui s'occupaient de recherches philosophiques cultivaient la médecine, vers laquelle ils se trouvaient naturellement
portés, en cherchant à se rendre compte de l'o-
rigine des choses, et surtout des beaux phénomènes de la vie. Quoi de plus digne, en effet,
de fixer l'attention de l'homme et du philoso-
phe, que tout ce qui se rattache aux fonctions
de la matière organisée, et au passage de l'état
sain à l'état de maladie? Aussi voyons-nous que
tous les philosophes anciens ont cultivé la médecine; et toutes les théories qu'ils ont imaginées
pour expliquer les modifications vitales sont
calquées sur les systèmes philosophiques qui ré-
gnaient alors.

C'est ainsi que, dans ces temps d'ignorance,
où l'on supposait l'univers rempli de dieux et de
génies, chaque phénomène était rapporté à une
volonté surnaturelle. La vie de chaque être était
placée sous la protection d'un génie, ayant à ses
ordres des génies subalternes qui présidaient aux

fonctions vitales. Dans ces temps, tout était spiritualisé, qu'on nous passe l'expression; aujourd'hui, tout est matérialisé; autrefois la matière n'était rien qu'en passant par les mains des architectes divins chargés de la mettre en œuvre; aujourd'hui, pour un grand nombre de personnes, la matière est tout : ainsi, on est passé d'un extrême à l'autre; mais l'intervalle immense qui sépare ce *polyspiritualisme* du matérialisme proprement dit a été rempli par une infinité de théories plus ou moins absurdes, extravagantes, tirant toujours leur origine des systèmes philosophiques régnans.

En voyant toutes les difficultés qui entourent encore la médecine, à côté des améliorations et des découvertes qui témoignent chaque jour des progrès que font toutes les autres branches de nos connaissances, il ne sera pas difficile de se faire une idée de ce que pouvait être l'art de guérir à certaines époques, et chez certains peuples. On comprendra facilement qu'une science encore si imparfaite, malgré les efforts qui ont été faits et que l'on fait encore chaque jour pour la mettre au niveau des autres connaissances, devait être nulle chez les peuples privés de lumières; aussi voyons-nous que chez plusieurs nations anciennes, la médecine n'était qu'une réunion confuse de pratiques empiriques et superstitieuses; chez quelques-unes même l'ignorance était si grande, qu'on exposait les malades sur la voie publique pour recevoir les conseils des passans. Ce fait seul donne la mesure de ce qu'était la médecine chez certains peuples, à des époques reculées.

Cependant qu'on ne se hâte pas trop de juger la médecine des anciens; parce qu'elle était nulle chez quelques peuples, il ne faut pas en conclure qu'il en était de même partout. On pense généralement qu'avant Hippocrate il n'existait aucune règle en médecine; je crois qu'on se trompe, ou du moins qu'on exagère beaucoup les services de ce grand homme; en effet, les conseils d'hygiène que donne Pythagore prouvent que la médecine, de son temps, n'était point une science nouvelle; car on avait déjà des idées très-avancées sur l'application qu'on pouvait faire des connaissances médicales à l'hygiène publique. D'un autre côté, les écrits attribués à Hippocrate nous apprennent que déjà de son temps la médecine se pratiquait comme à présent; il y

avait, pour des consultations, des réunions de
médecins; ceux-ci, comme de nos jours, étaient
peu charitables les uns envers les autres; ils se
jalousaient, se dénigraient. Il paraît aussi que
les malades étaient peu reconnaissans des soins
qu'on leur donnait; car Hippocrate lui-même se
plaint de leur ingratitude. Enfin, la médecine
se pratiquait alors comme de nos jours, et beaucoup de pages des écrits de ce grand homme
semblent avoir été inspirées par ce que nous
voyons aujourd'hui.

Je pense donc qu'on n'est pas dans le vrai,
quand on représente le médecin de Cos comme
le créateur de l'art médical. Il a dû rehausser cet
art, l'illustrer, lui faire faire des progrès; mais
dire qu'il en est le fondateur, cela nous paraît
exagéré. La médecine, telle qu'elle est arrivée jusqu'à nous, est l'ouvrage de tous les siècles, de toutes
les générations qui se sont succédé; et le plus
grand mérite d'Hippocrate est peut-être d'avoir
transmis à la postérité les connaissances de son
époque. Qu'on ne croie pas toutefois qu'il entre
dans notre pensée de vouloir rabaisser la gloire
d'un homme que nous regardons comme un des
plus grands génies de l'antiquité, et pour la mé-

moire duquel nous professons la plus grande vé-
nération. Nous ne voulons qu'exprimer ici notre
opinion sur la part qu'on lui attribue dans le
perfectionnement de l'art médical. On n'est pas
dans le vrai, nous le répétons, en disant qu'avant
lui il n'y avait pas de médecine, et nous nous
appuyons sur ce qui est rapporté dans ses propres écrits ; car la vie d'un homme, quelque génie qu'on lui suppose, serait insuffisante pour
produire la millième partie des connaissances
qu'ils renferment. Et d'ailleurs, qu'on le remarque bien, Hippocrate ne donne pas comme siens
les moyens qu'il indique. Nous ne sachons pas,
du moins, qu'il en présente aucun comme ayant
été introduit par lui dans la science.

Quelle que soit, au reste, la part que l'illustre
descendant des Héraclides ait pu avoir dans le développement dés connaissances médicales, nous
voyons que de son temps il n'existait aucun système prédominant ; lui, du moins, n'avait aucune
théorie exclusive, et la preuve, c'est que tous
les auteurs de système qui ont paru depuis ont
pu s'appuyer de quelques passages de ses écrits.
Toutefois, quoiqu'Hippocrate n'eût aucune méthode de traitement général exclusive, et qu'il

fût ce que nous appelons éclectique, il est évident pour nous que sa tendance était vers l'humorisme. En effet, il veut que dans tout travail critique on aide la nature, et qu'on expulse les humeurs dépravées. Il considère les crises comme des réactions exagérées des forces vitales, pour expulser ou détruire le principe morbide qui menace la vie. Or, comme toutes les crises se résument par des évacuations plus ou moins abondantes, soit au moyen de sueurs, d'éruptions, de vomissemens, ou par les déjections alvines, etqu'Hippocrate regardait ces évacuations comme favorables, il faut en conclure qu'il les supposait chargées du principe morbifique, de la cause du mal. C'est bien là certainement faire de l'humorisme, c'est admettre implicitement l'altération des humeurs.

Ainsi donc les partisans de l'humorisme peuvent s'appuyer d'autorités puissantes et respectables, pour prouver que cette opinion de l'altération des humeurs n'est point nouvelle, et qu'elle était bien certainement dans la pensée d'Hippocrate, et de plusieurs praticiens de son temps. Plus tard nous trouvons Galien, Boerhaave, etc., qui parlent aussi quelque part de l'altération, de la dépravation des humeurs. Mais à quoi bon des citations? Il importe peu de savoir si ce que l'on dit a déjà été dit ; mais si l'on est dans le vrai. En effet, lorsqu'on aurait démontré qu'Hippocrate était humoriste , qu'est-ce que cela prouverait? Ses ouvrages ne renferment-ils aucune erreur? C'est mal procéder que de partir des opinions des autres pour fixer la sienne , et c'est pour avoir procédé ainsi , pour avoir admis comme vraies des idées que la pratique n'avait point éprouvées, mais seulement parce que c'était les idées d'hommes considérables, que tant d'erreurs se sont propagées. Nous n'entendons pas dire, toutefois, qu'on doive négliger les travaux de ses prédécesseurs, non plus que de ses contemporains; nous en conseillons l'étude, au contraire ; mais une étude critique, n'admettant aucune opinion que l'expérience n'a pas démontrée exacte. Cette marche est d'ailleurs la seule rationnelle, la seule qui puisse garantir de l'erreur, et tout nous prescrit le devoir de n'en pas suivre d'autre. Comment, en effet , admettre des idées à priori, en présence de l'instabilité, **de** l'inutilité même, si bien démontrées, de tous les moyens imaginés jusqu'à présent, lorsqu'on voit

qu'aucune méthode n'a pu encore résister à l'é-
preuve de la pratique, lorsqu'on voit les écoles toujours agitées des mêmes controverses, comment
ne pas être en défiance contre toute idée nouvelle, et ne point la soumettre au creuset de l'expérience avant de prononcer sur sa valeur?

Le doute philosophique que nous conseillons
est un devoir pour le médecin; tout ce qui s'est
passé jusqu'à ce jour, et ce qui se passe encore
sous nos yeux, commande de plus en plus une
sévère critique avant d'admettre aucune théorie :
en effet, l'humorisme contre lequel on a tant
crié, qui a été l'objet de tant de sarcasmes, dont
aucun médecin, il y a peu d'années encore, n'eût
osé prendre la défense, l'humorisme trouve aujourd'hui des partisans parmi les gens de l'art ;
tandis que le solidisme qui semblait le terme de
toutes les améliorations , de tous les perfection-
nemens scientifiques, est attaqué vivement à son
tour, et perd faveur tous les jours. Ainsi le solidisme et l'humorisme, entre lesquels la science
oscille depuis des siècles, se trouvent encore en
présence, pour se disputer la supériorité.

Tandis qu'au Collége de France un savant professeur démontre le danger des saignées, et fait

voir que par le seul fait des émissions sanguines,
on détermine l'altération du sang, et, par conséquent, de la masse des humeurs, un autre praticien, jeune encore, soutient, dans les brillantes
leçons cliniques qu'il fait à la Charité, l'efficacité
des saignées *coup sur coup*.

Que penser d'une pareille controverse entre
des hommes justement recommandables? N'est-
ce pas une chose désolante qu'un pareil désaccord sur le point le plus important de la science,
sur le meilleur moyen de protéger la santé, la vie
de l'homme? Et malheureusement il est à craindre que nous ne soyons condamnés à voir long-
temps encore se prolonger ces désespérans débats
entre le solidisme et l'humorisme; car en médecine il est difficile d'apporter à l'appui de ses
opinions, des preuves bien évidentes, bien positives.

A ces obstacles, il faut ajouter les dispositions
de l'homme à créer des systèmes, et la facilité
avec laquelle il se passionne pour ses créations.
La passion l'égare souvent à ce point, qu'il regarde ses créations systématiques comme des
vérités démontrées, et ne peut rien voir qu'au
travers du prisme qui donne aux objets les cou-

leurs qui flattent ses idées. Tout ce qui les contredit est repoussé sans examen. Voilà l'homme
de tous les temps et de tous les lieux, voilà le
plus grand des obstacles à la transmission, à la
propagation des vérités.

Mais ce qui a surtout rendu tout progrès impossible, et toute recherche inféconde, c'est que
jusqu'à ce jour on a entièrement négligé le point
le plus important de la question; on s'est mal
posé le problème, on ne l'a pas embrassé dans
son ensemble; enfin on a voulu élever un édifice
avant d'avoir reconnu le sol sur lequel il devait
poser, avant de s'être assuré des fondemens. Aussi
qu'est-il arrivé? aucune construction n'a pu tenir
debout, toutes se sont écroulées.

Nous tâcherons d'éviter cet écueil, et de combler le vide que nous signalons; nous suivrons
pour cela une autre marche que celle suivie jusqu'à présent; nous commencerons par étudier le
sol sur lequel nous devons bâtir, afin de donner
une base fixe et solide à l'édifice qu'il s'agit d'é-
lever.

Ainsi avant de nous occuper des maladies, qui
ne peuvent être, en définitive, que des troubles
fonctionnels, que des altérations des actes vi-

taux, nous étudierons ces actes dont l'ensemble constitue la vie. Nous nous livrerons à cet examen sans aucune préoccupation théorique, nous bornant à enregistrer les faits, à les rassembler pour les présenter au lecteur. Il verra comme nous à laquelle des deux théories, du solidisme ou de l'humorisme, conduira cet examen, et quelle conclusion on en devra tirer.

La maladie est pour nous un phénomène vital anormal. Ce phénomène se révèle par plusieurs effets ; mais nous ne pouvons en découvrir la cause prochaine. Il en est de la maladie comme de beaucoup de phénomènes naturels, que nous connaissons dans leurs effets seulement. Le calorique, par exemple, quel est-il pour nous ? un phénomène : nous le connaissons dans ses effets que nous sommes même parvenus à modifier d'une manière heureuse, pour notre utilité ou notre agrément ; mais notre ignorance reste la même sur la cause de cet étrange et admirable phénomène.

Ainsi donc, quoique nous ne connaissions pas la cause du calorique, nous pouvons cependant le modifier dans beaucoup de ses effets ; en cela nous sommes plus heureux que pour le phénomène *maladie*; car il en est peu, pour ne pas dire point, que nous puissions modifier avec la précision que comportent les effets du calorique. Que conclure de là, sinon que nous ne connaissons rien ou peu de chose dans les maladies; quelle est, en effet, celle que nous soyons sûrs de modifier d'une manière certaine? nous n'en connaissons pas.

On peut donc dire que tous ces phénomènes symptomatiques auxquels nous attachons tant d'importance, ne sont pour nous que la traduction souvent très-obscure, très-trompeuse, des modifications vitales qui constituent la maladie; et pourtant, c'est sur ces renseignemens que nous nous déterminons; mais aussi que *d'insuccès!*

Il résulte de ce que nous venons de dire que nous ignorons complètement le rapport qu'il y a entre le signe ou symptôme qui révèle un dérangement de santé, et la nature de la modification vitale qui constitue ce dérangement; par exemple, connaît-on cette maladie appelée Anasarque? sait-on pourquoi le tissu cellulaire s'infiltre, sait-on quelle est la modification vitale qui amène cet épanchement de fluides quelquefois si considérable?

Pourquoi dans le Coryza les sécrétions nasales sont-elles modifiées? pourquoi, à la suite d'un refroidisssement, les sécrétions des plèvres le sont-elles aussi? Tout ce que l'on dit pour expliquer ces phénomènes n'est qu'hypothétique, conjectural; nous ne connaissons point ces maladies; nous pouvons en établir le diagnostic, c'est-à-dire que nous pouvons indiquer les lésions organiques, et cela même assez exactement; nous pouvons aussi, dans beaucoup de cas, établir le pronostic avec assez de précision; mais pour ce qui est du rapport des altérations vitales aux symptômes; pour ce qui est de savoir pourquoi telle influence détermine telle modification, nous ne pouvons le dire.

Et qu'on le remarque bien, le plus souvent nous ignorons complétement la cause des troubles fonctionnels que nous observons; ainsi quelle est la cause de l'Anasarque, de l'Ictère, etc.? On remarque quelquefois dans l'Anasarque des troubles de la circulation et de la respiration, et souvent l'on attribue la maladie qui nous occupe à des altérations organiques des appareils respiratoire et circulatoire; mais ce ne sont là que des présomptions, puisque tous les sujets qui présentent les mêmes troubles de circulation ou de respiration ne sont point affectés d'Anasarque.

Il y a donc, comme on le voit, bien des choses qui nous échappent dans les maladies. Nous ignorons tout-à-fait le rapport de la cause à la modification vitale. Or, comme ce serait de l'appréciation des rapports de la cause à l'effet, que l'on pourrait déduire les moyens thérapeutiques, c'est-à-dire que ce serait en connaissant pourquoi telle influence ou telle circonstance, détermine telle modification vitale, qu'on pourrait rationnellement déduire le moyen propre à modifier ou à neutraliser l'effet de la cause morbide, et à ramener à leur type normal les fonctions vitales troublées, et que ces connaissances et ces renseignemens nous manquent; comment pourrions-nous être certains de nos moyens thérapeutiques? Comment pourrions-nous savoir d'une manière positive quels sont les modificateurs que nous devons employer?

Tant que nous ne connaîtrons pas mieux les maladies, nous resterons dans l'incertitude sur les moyens de les combattre, et la cause de l'incertitude que nous signalons ici est, comme nous l'avons démontré, dans l'imperfection de nos moyens d'investigation; car il ne faut pas perdre de vue que nous ne pouvons avoir de connaissances réelles, positives, qu'à l'aide de l'expérience, de l'analyse. Toutes les fois que ces moyens d'investigation nous sont refusés, il y a toujours de l'incertitude dans nos théories, dans l'appréciation des phénomènes qui sont l'objet de nos études, et c'est précisément le cas des études médicales. Cependant nous agissons; mais sur quelle donnée? D'après le jugement plus ou moins rationnel porté sur les phénomènes que nous observons; mais c'est toujours avec doute, incertitude; jamais nous ne sommes certains que le moyen que nous mettons en usage est bien celui que réclame l'état maladif que nous combattons. Nous n'avons même pas toujours l'assurance qu'il ne sera pas nuisible. Par exemple, dans la maladie appelée catarrhe vésical, on a tout essayé; eh bien! nous le demandons, de tous les moyens mis en usage, en est-il un qui soit déduit de la connaissance parfaite de la maladie? Non certainement; il n'en est pas un dont l'emploi soit fondé sur la connaissance du rapport de son action à l'effet qu'on veut produire.

En effet, le catarrhe vésical est considéré comme une modification vicieuse des fonctions de la muqueuse vésicale : cette membrane, dans le cas dont nous parlons, est supposée sécréter en grande quantité une matière glaireuse, muqueuse, etc., ce qui n'est point encore prouvé ; car ces mucosités pourraient être fournies par une modification des urines ; mais en admettant que la muqueuse vésicale soit le siége de cette sécrétion morbide, il resterait à déterminer quelles sont la nature et la cause de cette altération sécrétoire, et quel est le moyen de la ramener à son état normal.

Voilà le problème à résoudre ; mais la solution en est bien difficile : et comment en serait-il autrement ? tous les termes nous manquent, tout nous est inconnu. En effet que savons-nous ici ? nous savons qu'une fonction est troublée ; nous sommes avertis de ce trouble par des signes qui caractérisent suffisamment cet état morbide ; mais qu'est-ce que cette maladie ? quelle est l'espèce de modification éprouvée par les organes ? et quel est le modificateur propre à rétablir la fonction vitale troublée, altérée ? nous n'en savons rien ; nous ne pouvons répondre à aucune de ces questions. Or, comme on le voit, tous les termes du problème manquent, comment le résoudre?

Et qu'on le remarque bien, nous avons pris pour exemple une maladie des mieux connues quant à son siège et au résultat visible de la modification vitale. Mais il est des maladies bien plus obscures, et pour lesquelles, par conséquent, l'incertitude dans les moyens de traitement doit être bien plus grande encore. Que savons-nous, en effet, touchant les maladies dites nerveuses, rhumatismales, goutteuses, les fièvres intermittentes, etc.? nous ne pouvons même pas assigner le siège de ces maladies; comment pourrions-nous déterminer l'indication? car, encore une fois, pour être rationnel, le traitement doit être une déduction bien ou mal raisonnée de la connaissance qu'on a de la maladie, et de la propriété attribuée au moyen que l'on veut employer pour la combattre; mais lorsqu'on ne sait rien, quant à la nature de la maladie, quant à son siège, comment, nous le répétons, en déterminer le traitement?

Dans l'état de nos connaissances, nous pouvons dire en général qu'il n'est pas un médicament dont l'emploi soit fondé sur une connaissance parfaite de son action sur les organes, et de l'effet qu'on veut produire. Toute notre thérapeutique n'est au fond qu'empirisme; et peut-il en être autrement? Sait-on même l'effet qu'on veut produire sur les organes, pour rétablir les troubles fonctionnels qui caractérisent la maladie que l'on combat? Ne sachant pas positivement ce que c'est que la maladie, comment saurait-on la modification à opérer pour la guérir?

Cependant, malgré notre incertitude sur le choix des moyens, nous agissons, mais en tâtonnant, et sans être assurés du résultat; nous agissons, parce qu'en présence du danger on ne peut rester inactif : semblables à l'homme, qu'un grand péril menace, quoiqu'il ignore comment il pourra l'éviter; il s'agite, cependant, et se tourmente, pour s'en préserver.

Nous pensons avoir suffisamment démontré que, dans l'état de la science, il n'était pas possible d'arriver à une appréciation exacte des maladies, que nous considérons, quelle que soit d'ailleurs leur nature, comme des troubles fonctionnels, comme des modifications vicieuses des actes vitaux.

Nous entendons par actes vitaux tous les phénomènes spontanés qui ont lieu dans la matière douée de vie, et par lesquels elle se distingue, se différencie de la matière brute.

Pour bien concevoir les fonctions vitales il faudrait connaître les instrumens actifs au moyen desquels elles s'exécutent; mais ces instrumens échappent à nos sens, et leur existence s'induit des faits.

Quoique notre œil ne puisse pas pénétrer dans ces laboratoires vivans où la matière est mise en œuvre et reçoit l'animation, il est impossible de méconnaître leur existence, tous les produits organiques l'attestent; et il est évident pour nous que les dérangemens de santé sont dus aux dérangemens qui surviennent dans ces laboratoires, dans ces fabriques de la vie, si cette expression est permise; c'est-à-dire, que la bonne ou la mauvaise santé dépend de la manière dont les actes de la vie s'opèrent. C'est là, c'est dans ce travail modificateur et vivificateur de la matière, qu'il faut chercher le point de départ de tous les troubles de la santé. C'est à la bonne ou la mauvaise fabrication des produits nécessaires à l'entretien de la vie, qu'il faut attribuer la santé ou la maladie.

Nous pensons donc qu'avant d'étudier les maladies, il faut étudier les actes vitaux ; puisque ce
sont les altérations de ces actes qui constituent
les maladies. Mais, comme nous l'avons déjà dit,
dans l'état de la science, il n'est pas encore donné
d'apprécier en quoi consistent les modifications
morbides observables.

En présence des altérations qu'éprouve la
santé, nous ressemblons à l'ouvrier inexpéri-
menté qui reçoit le produit d'un appareil chimique. Supposons que chargé de recueillir l'acide
sulfurique à mesure qu'il s'écoule du laboratoire
où il se forme, cet ouvrier remarque tout-à-coup
une altération dans le produit; il sera évident
pour lui qu'un changement se sera opéré dans le
travail; mais il lui sera impossible de dire en
quoi consiste ce changement, s'il ignore les conditions dans lesquelles se forme l'acide sulfurique,
si son œil ne voit clairement les agens qui prennent part au travail, et s'il ne connaît parfaitement les élémens qui doivent entrer dans la
composition du nouveau corps. Sans ces connaissances, il lui sera impossible d'apprécier la cause
du changement et d'y remédier. Il en serait de
même de celui qui voudrait rétablir le jeu d'une

machine dont il ne connaîtrait point le mécanisme.

Ces comparaisons, quoique grossières, par rapport à la vie, peuvent cependant aider à faire comprendre notre pensée et trouver quelque analogie avec les troubles de la santé : supposons une affection des voies urinaires ; les urines, au lieu de présenter leur état naturel, laissent déposer des matières terreuses ou muqueuses : eh bien ! nous le demandons, avons-nous plus de données pour apprécier la cause de ce changement des urines, que n'en a cet ouvrier ignorant qui voit un changement dans le produit chimique qu'il est chargé de recueillir ? Nous ne pouvons pas plus voir dans le laboratoire de l'urine, que le manœuvre dont nous parlons ne voit dans l'appareil où se forme l'acide sulfurique. Notre ignorance sur les causes de l'altération des urines sera donc égale à la sienne, touchant le produit qu'il recueille ; et tout ce que nous ferons pour ramener les urines à leur état normal sera déduit de suppositions hasardées, et de pures hypothèses.

Ce que nous venons de dire des affections des voies urinaires, nous pourrions le dire de plu-

sieurs autres maladies, du Choléra, par exemple :
quelle est, nous le demandons, la cause de ce
changement, quelquefois si subit, dans les déjections alvines? Quelles sont les sécrétions qui ont
éprouvé les premières altérations? Et dans l'Ictère,
que se passe-t-il dans les sécrétions du foie, ce
grand laboratoire de la bile? Il nous est impos-
ble de répondre à ces questions d'une manière
positive. Tout ce que nous pouvons dire, c'est
ce que dira l'ouvrier qui surveille une machine
qui se dérange et dont il ne connaît pas le jeu;
c'est ce que dira celui qui reçoit l'acide sulfurique
altéré; le travail est dérangé; mais quelle en est
la cause? voilà la grande question.

Quoique la cause du dérangement de la santé
nous échappe, lorsque ce dérangement est accompagné d'une altération observable, dans
quelques produits organiques, on doit d'abord
chercher le siége du mal dans l'organe qui est
présumé fournir le produit altéré. Ainsi, dans
l'altération des urines, dans l'Ictère, on devra
supposer que le travail des reins et du foie est
modifié vicieusement. Nous verrons plus loin ce
que l'on doit penser des causes prochaines de
ces troubles fonctionnels; pour le moment, nous

n'avons voulu que démontrer combien, d'après l'enseignement des écoles, et les idées reçues, il était impossible de comprendre quelque chose aux maladies.

Et pourtant, c'est une opinion généralement admise, que de nos jours les connaissances en histoire naturelle, en anatomie, et en physiologie, laissent peu de chose à désirer, quoique l'expérience dépose tous les jours de leur insuffisance pour l'appréciation des maladies. Que savons-nous en anatomie et en physiologie? Nous connaissons les dispositions que le scalpel peut découvrir à nos sens, et les grands assemblages fonctiónnels que forment les instrumens les plus grossiers de la machine : ainsi, nous connaissons une partie des instrumens des appareils urinaire, de la circulation et de la respiration, etc. Mais ce que nous savons à cet égard ne nous apprend rien sur la formation du sang et des autres fluides qui cheminent dans les mille conduits que renferment les corps organisés, non plus que sur la formation de l'urine, etc. Que voyons-nous dans ces appareils? Des organes passifs, disposés pour recevoir et transporter des produits; mais les instrumens vraiment actifs et créateurs de ces produits , les organes qui sont le siége des actes vitaux , du travail de la vie , si nous pouvons parler ainsi, ces instrumens-là nous échappent, ainsi que les actes au moyen desquels ils opèrent toutes ces décompositions et recompositions qui constituent, en dernière analyse, le phénomène Vie.

Il suit de ce que nous venons de dire que, dans l'état de la science, les études anatomiques et physiologiques ne peuvent fournir que des renseignemens très-incomplets sur les maladies internes. En effet, quels renseignemens peut-on tirer de la connaissance que l'on a de l'appareil urinaire, pour les maladies de cet appareil (1), un catarrhe, une rétention d'urine ; et quelle donnée obtiendra-t-on de la connaissance de l'appareil aérien pour une affection tuberculeuse du poumon ? Ce que nous savons en anatomie et en physiologie nous permettra d'établir plus exactement le diagnostic de quelques maladies, quant au siége et aux lésions de tissu qui les accompagnent quelquefois ; mais c'est là tout ; pour ce qui est de la nature et de la cause de ces maladies, nous n'en pouvons rien conclure,

(1) Nous rappelons ici que nous exceptons les maladies chirurgicales.

parce que nous ne savons rien sur les actes vitaux, sur le mode de vie de la matière, et que nous ignorons, par conséquent, en quoi consistent les modifications vicieuses du travail de la matière vivante.

Jusqu'à ce jour, on s'est borné, pour l'étude des corps animés, à les classer, en les divisant d'après leur organisation ; mais on n'a jamais cherché à se rendre compte des actes au moyen desquels la matière douée de vie se sustente, et comment la matière brute est transformée en matière animée. On verra plus tard que ce point de la science, qui doit d'abord frapper l'attention, et qu'on a tant négligé, dans la pensée, sans doute, qu'il était impossible d'y rien voir, on verra, disons-nous, que ce point est d'une haute importance pour l'appréciation de la nature des maladies.

Lorsqu'on a étudié l'homme anatomiquement et physiologiquement, tel qu'on l'enseigne dans les écoles, que sait-on pour remédier aux maladies, aux fièvres intermittentes, aux rhumatismes, à la goutte, etc.? Nous ne voulons pas dire toutefois qu'on doive négliger ces études. La chirurgie, cette partie si importante de la médecine, est tout entière dans les connaissances

anatomiques et physiologiques desquelles on a
déduit des méthodes de traitement qu'il eût été
impossible de trouver sans elles. Ainsi, sans la
connaisance de la circulation, la ligature des artères serait restée très imparfaite; mais quelle est
la méthode de traitement rationnellement dé-
duite des connaissances dites médicales? je n'en
vois aucune et cela ne doit pas étonner; en effet,
qu'on remarque bien comment procède la chirurgie; ses moyens de traitement sont fondés sur des
connaissances réelles, comme pour les hernies
les luxations, la ligature des artères. Mais pour
les maladies dites internes, avons-nous des connaissances assez exactes pour en déduire un
traitement rationnel? assurément non; il n'est
pas une maladie que nous connaissions assez
pour pouvoir en conclure le traitement; qu'on
choisisse la plus simple en apparence, le Furoncle, par exemple, que nous considérons comme
une affection interne, et qu'on nous dise si ce
qu'on sait sur cette maladie fournit des indications vraiment rationnelles pour son traitement.

En voyant une hémorrhagie, nous sommes
certains qu'un vaisseau est ouvert, et nos connaissances anatomiques et physiologiques nous

fournissent un moyen assuré d'arrêter l'écoulement du sang. Nous procédons ainsi logiquement, rationnellement ; c'est-à-dire, que les moyens que nous employons sont déduits de l'état et de la nature des choses, et de la connaissance exacte que nous en avons.

Mais lorsqu'il s'agit des maladies internes, ainsi que nous l'avons déjà dit, et de celles que nous croyons le mieux connaître, nous tombons dans le vague, le conjectural ; il arrive ici ce qui arrive pour tous les phénomènes dont on ne peut apprécier la cause ; pour l'expliquer, on se jette dans le champ des hypothèses, dans ce champ si vaste, où il est si facile de s'égarer : là, privé de guide, et ne trouvant aucune route jalonnée, chacun se dirige au hasard, interprétant les faits qui appellent son attention d'après la tournure de ses idées et la portée de son esprit ; qu'on s'étonne, après cela, de l'instabilité de nos méthodes, et de leur insuffisance pour le traitement des maladies.

Est-il possible d'arriver à un plus haut degré de perfection, est-il possible d'opposer aux maladies des moyens plus certains que ceux qu'on leur a opposés jusqu'à présent ? En d'autres termes, peut-on espérer une méthode générale plus puissante que celles imaginées jusqu'à ce jour? nous le croyons et nous pensons qu'avec une meilleure direction dans les études on peut arriver à une meilleure appréciation des phénomènes vitaux, et des altérations que ces phénomènes peuvent éprouver. Or, ces connaissances touchant les actes vitáux et leurs modifications seraient autant de données pour l'appréciation des maladies, et des moyens de les combattre; c'est-à-dire que connaissant mieux les fonctions de la matière animée, on serait moins incertain sur le choix des moyens propres à rétablir les troubles qu'elles éprouvent, et à les ramener à leur état normal.

Mais pour atteindre ce but, il faut mieux connaître la matière organisée, il faut mieux connaître la vie; et pour cela il ne faut pas se borner à étudier des muscles, des os, des vaisseaux, etc.; il faut tâcher de comprendre comment ces instrumens fonctionnent et quel est leur mode de vie; il faut enfin pénétrer plus avant dans tout ce qui concerne la matière organisée, pour comprendre en quoi consistent les actes vitaux, en quoi consiste la vie proprement dite.

Nous n'entreprendrons pas de définir la vie ;
comment définir ce qu'on ne connaît pas ?

La vie n'est qu'une abstraction, un être phéno-
ménal, elle n'existe pour nous que dans la matière, que là où nous voyons certaines modifications, certains phénomènes ; nous regardons
comme brute, comme privée de vie, la matière
qui ne présente aucun de ces phénomènes que
nous appelons vitaux.

Mais cette distinction que nous établissons entre les corps doués de la vie et ceux qui en sont
privés, n'est que relative à la perfection de nos
sens ; car nous n'avons aucun autre moyen d'é-
prouver l'état de la matière, et de reconnaître si
elle est ou n'est pas animée ; nous ne pouvons
dire d'une manière absolue s'il y a ou non de
la vie dans l'atome où nos sens n'en peuvent
découvrir aucun signe.

Quoi qu'il en soit, tous les corps qui frappent nos sens se trouvent naturellement divisés
en deux grandes séries, les corps organisés ou
animés, et les corps bruts ou inanimés.

Il n'est pas aussi facile qu'on pourrait le penser de fixer la limite qui sépare les deux séries
dont nous venons de parler ; pour déterminer

cette ligne de séparation, nous n'avons que nos
sens, instrumens bien grossiers, comparés aux
ouvrages de la nature. Ne sait-on pas, qu'armé
d'instrumens, notre œil distingue des êtres là où
l'œil nu ne peut rien voir? Ainsi donc, avec des
sens plus parfaits notre univers serait plus étendu,
nous distinguerions des actes vitaux qui nous
échappent, et nous placerions dans la série des
corps organisés des corps qui nous semblent
privés de vie.

Quoique nous ne puissions pas nous flatter de
saisir les actes vitaux partout où ils existent,
nous pouvons affirmer cependant que toutes les
modifications de la matière se rapportent aux
deux séries, aux deux états que nous venons
d'indiquer, c'est-à-dire, à l'état de vie qui semble n'être que temporaire, de transition; et à l'état
brut, auquel revient toujours la matière.

C'est de la première série de ces êtres, c'est-à-
dire de celle des êtres organisés, que nous avons
à nous occuper ici.

Le principal caractère de la matière animée,
c'est le mouvement spontané; mouvement at-
testé par plusieurs phénomènes qui n'appartiennent qu'à la matière douée de vie, et qui révèle

pour nous une puissance, une force intelligente, qui préside au développement, à la conservation des êtres. Quelle est cette force, cette puissance? nous ne pouvons le dire; mais son existence est incontestable.

En recevant la vie, la molécule matérielle reçoit la puissance de résister à l'action des agens extérieurs, de manière à se soustraire aux affinités chimiques qui tendent sans cesse à l'entraîner dans des combinaisons nouvelles. Cette résistance dure autant que la vie, ou peut-être serait-il plus exact de dire que cette résistance constitue la vie, qui semble n'être que la résultante de deux forces qui se disputent la matière.

De tous les mystères de la création, l'animation de la matière est sans contredit le plus incompréhensible, celui qui étonne le plus l'imagination. Par quelle admirable et inexplicable combinaison la matière brute est-elle transformée en matière vivante? Comment nos organes peuvent-ils s'approprier des corps étrangers et leur communiquer la vie? Nous n'en savons rien. Ceux qui prétendent tout expliquer par les propriétés de la matière, disent que l'animation n'est qu'un phénomène de chimie vivante, le résultat

de décompositions et recompositions ; mais c'est
exprimer le fait par d'autres termes, sans l'expliquer ; du reste, quelque supposition que l'on
fasse, quelque hypothèse qu'on adopte, comme
on n'a jamais pu, à l'aide des élémens fournis par
l'analyse chimique, reproduire aucune matière
organisée, on sera toujours forcé d'admettre
qu'il y a dans la matière vivante autre chose que
ce que fournit l'analyse. Il y a un levain, un principe vital, qui échappe à nos recherches, et qui,
combiné avec les élémens que nous connaissons,
donne toutes les variétés vivantes. De quelle nature est ce principe, ce levain qui, en s'emparant
de la molécule matérielle, pour la faire vivre
temporairement d'une vie individuelle, la sous-
trait aux lois universelles de l'attraction et des
affinités, et quelle est la cause qui la fait retom-
ber, cette molécule, sous l'empire de ces grandes
lois ? Nous n'entreprendrons pas d'expliquer ces
phénomènes, qui resteront sans doute à jamais
inexplicables. Nous observons seulement que sous
l'influence de causes que nous ne pouvons comprendre, la matière modifiable à l'infini revêt des
formes déterminées, présente des individus grou-
pés par famille, ayant une durée limitée, et passant

par des états communs à tous les êtres organisés, qui sont de naître, croître, se reproduire,
et cesser de vivre. Voilà l'histoire de tous les êtres
animés; et nous nommons ainsi tout ce qui est
doué de vie, soit végétal, soit animal.

Les personnes qui ne veulent admettre que
ce qui tombe sous les sens repousseront, nous
le savons, toutes les suppositions qui se rattachent à l'existence de quelque chose d'immatériel, et qui échappe à nos moyens d'investigation. Pourquoi, diront-elles, admettre quelque
chose que nous ne pouvons saisir nulle part?
Pour raisonner logiquement, il faut s'en tenir à
ce qui frappe les sens : aller au-delà, c'est sortir
de l'observation, c'est tomber dans le psycolo-
gisme, ce n'est plus de la philosophie.

Il n'est pas difficile de répondre à ce raisonnement que l'on présente comme très-péremp-
toire, et de démontrer qu'il n'est rien moins
que philosophique; en effet, les sens ne sont
point seulement affectés par la matière proprement dite, ils le sont aussi, et surtout, par les
phénomènes qu'elle présente. Les matérialistes
rapportent ces phénomènes aux propriétés de la
matière qui peut se modifier à l'infini, selon les

circonstances, selon certaines conditions; ainsi, la matière pense, disent-ils, parce qu'elle a la propriété de penser.

Mais qu'entend-on par propriété de la matière? Si l'on veut seulement dire que les changemens, les modifications qu'elle éprouve, sont dus à la propriété qu'elle a d'être modifiée, on est dans le vrai; mais si l'on entend que l'atome matériel, restant le même dans sa composition chimique, et dans ses rapports avec le monde extérieur, peut présenter des phénomènes variés, c'est alors qu'on est dans l'erreur. Tout changement, toute modification dans l'état d'un atome, suppose l'action d'un agent extérieur; il serait absurde d'admettre une modification sans modificateur. Or, tout ce que l'on peut dire des changemens que l'on observe dans les corps, c'est que la matière a la propriété d'être modifiée, sous l'influence des modificateurs externes. Sans modificateur il n'y aurait pas de changement. Ce qu'on désigne par ces mots : circonstances, conditions, qu'est-ce autre chose, que des causes modificatrices?

Qu'on ne vienne pas dire que les modificateurs sont connus, et qu'on ne les nie pas; mais qu'ils n'agissent sur les corps, soit organisés, soit inorganisés, qu'en favorisant la combinaison des élémens matériels; qu'ainsi tout se réduit à obtenir les conditions favorables aux formations organisées.

La chimie est arrivée à connaître et à reproduire presque tous les composés inorganiques, tandis qu'elle n'a pu encore reproduire aucun composé organique. Il faut donc penser que toutes les conditions nécessaires à ces formations ne sont pas connues; il entre probablement dans ces composés quelque principe qui nous échappe; et la matière organisée contient quelques élémens de plus que ceux fournis par l'analyse. La fibre, par exemple, n'est pas seulement la matière que nous connaissons, de même que le fer aimanté n'est pas seulement du fer; car quoiqu'il ne fournisse à l'analyse chimique que ce que nous connaissons sous le nom de fer, il est évident qu'il y a autre chose, lorsqu'il jouit de la propriété magnétique. Dira-t-on que cette propriété appartient au fer; mais ce métal n'est pas toujours magnétique; il jouit donc, dans certaines circonstances, de propriétés qu'il n'a pas dans d'autres; donc il n'est pas toujours dans le

même état; et s'il n'est pas toujours dans le même
état, c'est qu'il n'est pas toujours sous l'influence
des mêmes modificateurs. Ces conséquences sont
forcées.

Au point où sont arrivées les connaissances
exactes, positives, il n'est pas possible de.rappor-
ter au fer seul les phénomènes magnétiques;
tous les savans pensent qu'ils sont dus à un agent
encore inconnu, qui joue un rôle peut-être plus
grand qu'on ne pense dans les phénomènes vitaux.

Quoi qu'il en soit, nous pensons qu'il y a dans
les corps organisés autre chose que ce que nous
appelons matière; nous pensons que ces corps
sont le résultat de l'union d'un principe, que
nous appellerons vital, avec la matière propre-
ment.dite.

Dans quelles proportions se font les combinaisons de la matière avec le principe vital, et
quelles sont les circonstances qui favorisent ces
combinaisons? Nous ne pouvons répondre à ces
questions; car les circonstances qui semblent favoriser le développement de quelques êtres em-
pêchent le développement de quelques autres, et
frappent même de mort des êtres déjà formés.

Cependant, relativement à la température, il est des limites au-delà desquelles il ne peut se former aucun être organisé.

Une autre remarque, c'est que tous les êtres tirent leur origine d'êtres semblables; ce qui suppose la préexistence des germes; en a-t-il toujours été ainsi? Il en est qui pensent que non; mais c'est encore ici une de ces questions sur lesquelles on peut avancer tout ce que l'on veut. Toutes les hypothèses sont permises, lorsque les faits qu'on veut expliquer se refusent aux analyses, aux démonstrations.

Quelques matérialistes prétendent que les êtres organisés ne sont arrivés que progressivement au degré de perfection où nous les voyons; ainsi, d'après eux, l'homme aurait pu être dans le principe, un mollusque, un zoophyte, et encore moins que cela; le chêne aurait commencé par un byssus, un lichen; cela est-il vrai? toutefois, cela n'est pas vraisemblable, d'après ce qui se passe sous nos yeux.

On conçoit des suppositions qui reposent sur des analogies; c'est-à-dire, que l'on conçoit que par l'analogie on explique des faits inconnus par des faits connus; mais lorsqu'on vient nous faire des suppositions en opposition avec tout ce que l'on connaît, en désaccord avec tous les faits observés et observables, on peut regarder ces suppositions comme les rêves d'une imagination en délire. Quoi! lorsque nous voyons la nécessité des germes, et d'autres conditions pour la reproduction des êtres, lorsque nous les voyons tous tirer leur origine d'êtres semblables, on viendra nous dire qu'autrefois il n'en était pas ainsi, que les êtres se développaient sans germe; mais si cela est arrivé, et dans un temps où, de l'aveu des matérialistes, les circonstances n'étaient point aussi favorables au développement des êtres organisés qu'elles le sont aujourd'hui, comment se fait-il que nous ne voyons point de ces formations spontanées, ni aucune transformation, aucun passage d'une espèce dans une autre?

En voyant la persistance des espèces, on s'étonne vraiment de pareilles suppositions. Comment, nous le demandons, concevoir que des mollusques puissent se transformer en quadrupèdes ou en oiseaux?

Dira-t-on aussi que ce penchant irrésistible qui porte les sexes à s'unir est dû aux propriétés de la matière, qu'il n'y a là aucune intention, et que c'est le hasard qui a mis un attrait si vif dans leur rapprochement? Que de choses il y aurait à dire sur de si absurdes suppositions !

Sait-on pourquoi tous ces rêves creux? pour rendre raison de l'origine des êtres, et en particulier de l'homme, auquel on ne veut pas accorder une création directe; c'est-à-dire, qu'on ne veut pas admettre que l'homme ait été créé d'un seul coup, à l'état d'organisation que nous lui voyons, parce qu'alors il faudrait admettre un créateur, une puissance créatrice, intelligente ; parce qu'enfin il faudrait admettre dans l'univers autre chose que de la matière, ce que ne veulent pas reconnaître les esprits qui se disent forts, et qui trouvent plus rationnel, plus philosophique, de tout rapporter à la matière.

Ainsi, malgré tous les faits qui frappent nos sens, et qui démontrent la nécessité des germes ou levains, pour la conservation des espèces, il en est qui trouvent plus raisonnable de supposer que le chêne, qu'on ne peut obtenir aujourd'hui sans un gland, doit son origine au hasard, à une circonstance fortuite, plutôt qu'à toute autre cause; ils regardent comme absurde et niaise toute supposition qui admet dans les phénomènes de la vie, des causes immatérielles, c'est-à-dire, des causes qui échappent à nos sens. Mais est-elle plus satisfaisante l'hypothèse par laquelle ils accordent à la matière la puissance de s'animer, de s'organiser, de prendre des formes variées et déterminées; est-il un esprit tant soit peu judicieux qui puisse se contenter d'une pareille explication? et nous avons peine à croire que les matérialistes eux-mêmes en soient aussi satisfaits qu'ils le paraissent.

Quoi qu'il en soit, nous ne voyons pas que l'hypothèse en vertu de laquelle ils rapportent toutes les modifications vitales aux seules propriétés de la matière, expression d'ailleurs vide de sens, nous ne voyons pas, disons-nous, que cette hypothèse soit plus raisonnable, plus vraisemblable que la supposition d'une cause créatrice, toute puissante, intelligente. Nous n'en dirons pas davantage sur ce sujet dans la crainte de soulever contre nous les matérialistes, et de nous voir accuser de spiritualisme; notre proposition se réduit à celle-ci : la matière organisée présente des phénomènes que ne présente pas la matière non organisée, il y a donc quelque chose de plus ou de moins dans l'une que dans l'autre.

Pour nous la matière animée n'est pas seulement
de la matière, de même que l'aiguille aimantée
n'est pas seulement du fer; dans l'être organisé,
la matière est sous l'influence d'un principe, d'un
agent qui la rend propre à certaines modifications,
à certains phénomènes, comme sous l'influence
du magnétisme le fer se trouve propre à produire
des phénomènes qu'il ne peut présenter sans le
secours de cet agent.

Pour nous donc, la matière organisée résulte
de la combinaison, de l'union de la matière proprement dite avec un agent, un principe, que
nous ne connaissons pas, qui émane d'une
source que nous ne pouvons comprendre.

Au surplus, pour le but que nous nous proposons dans cet écrit, il importe peu de savoir si
les phénomènes qui caractérisent pour nous l'é-
tat de vie dépendent, comme affectent de le dire
les matérialistes, de circonstances fortuites, ou
d'une cause spéciale, déterminée, intelligente;
mais il importe beaucoup de bien comprendre
et de bien apprécier la nature et la fin de ces
phénomènes, ainsi que la nature et la cause des
modifications qu'ils éprouvent; puisqu'en définitive ce sont ces modifications qui constituent,

comme nous l'avons déjà dit, les dérangemens
de santé, les maladies. Eh bien! l'observation
nous apprend que les rapports de la matière animée avec le monde extérieur diffèrent beaucoup
de ceux de la matière inanimée. L'état, la durée
des corps bruts ne paraissent point soumis,
comme les corps organisés, à des relations impé-
rieuses d'échange avec le monde extérieur; il y a,
entre celui-ci et les corps animés, des rapports
tellement nécessaires qu'ils ne peuvent éprouver
le moindre changement, sans que les corps en
ressentent quelques modifications.

Qu'on change seulement les conditions dans
lesquelles un être organisé s'est développé, aussitôt il éprouve quelques modifications, et qu'on
supprime entièrement ses rapports avec le monde
extérieur, le corps se désorganise, la vie s'éteint;
c'est-à-dire, que l'agent, le principe vital, abandonne la matière qui retombe aussitôt sous l'empire des grandes lois qui régissent tous les corps
de la nature. Et plus les êtres organisés sont élevés dans l'échelle, plus leurs rapports avec le
monde extérieur sont indispensables; ainsi, les
mammifères ne pourraient être privés de ces rapports pendant les plus courts instants, sans que

la mort ne fût imminente. Les reptiles, au contraire, peuvent être privés d'air assez long-temps
sans périr.

Que se passe-t-il donc dans les rapports des
corps organisés avec le monde extérieur qui rend
ces rapports aussi nécessaires, aussi indispensables?

L'observation de tous les instans démontre, que
ces rapports ont pour objet de fournir à la vie les
matériaux de sustentation et les principes d'excitation dont elle a besoin. Car, bien différens des
corps bruts, les corps organisés dépensent constamment, c'est-à-dire, si nous pouvons parler
ainsi, que la vie use la matière et qu'il lui en faut
sans cesse de nouvelle, sinon elle s'éteint comme
le feu qui manque d'aliment.

Ainsi, d'après ce que nous venons de dire,
l'être doué de vie n'est point libre, indépendant
dans l'univers; il tient au monde extérieur par
des rapports qui sont comme autant de canaux,
de voies de communication, par lesquelles il reçoit ce dont il a besoin, et lui renvoie ce qui lui
est inutile.

Ce qui est surtout remarquable dans les phénomènes vitaux, c'est que la matière animée soit

douée d'assez de puissance pour enlever au monde extérieur les matériaux qui lui sont nécessaires, leur communiquer la vie, et les transformer en sa propre substance, en détruisant les combinaisons dans lesquelles sont retenus les corps dont elle s'empare, pour les entraîner dans de nouvelles compositions vitales. Ces matériaux sont mis en œuvre et modifiés au moyen d'organes convenablement disposés; mais quel est l'architecte qui préside à tous ces travaux, qui en surveille l'exécution? Comment s'opèrent ces transformations si diverses de la matière? Comment des animaux se nourrissant des mêmes substances présentent-ils, non seulement dans leur forme, mais encore dans leurs produits, de si grandes différences? Comment se fait-il enfin que sur le même sol croissent tout à la fois des plantes vénéneuses et d'autres dont tous les produits sont agréables et bienfaisans? Voilà autant de questions auxquelles, dans l'état de la science, il est impossible de répondre; car ce ne serait point y répondre, de dire que chaque espèce animale ou végétale est douée d'un mode de vie qui lui est propre, et contient des principes qui donnent à tous ses produits un caractère particulier.

Les différences que présentent, dans leurs propriétés physiques et chimiques, les êtres organisés, nés et développés dans les mêmes conditions, nourris des mêmes substances, prouvent encore que l'animation n'est point un effet matériel et purement fortuit. Ces faits démontrent la présence de germes et de levains différens, décèlent une intention, une volonté ou une intelligence qui règle l'ensemble de tant de phénomènes, dont le plus simple en apparence confond toutes nos pensées.

Il serait sans doute important, pour le but que nous nous proposons, de connaître les circonstances causales de toutes les modifications que nous observons dans la matière organisée ; mais les moyens nous manquent pour de telles appréciations. Tout ce que nous pouvons voir des phénomènes de la vie et de ce que nous appelons fonctions, n'est que le résultat sommaire des actes vitaux. Quant aux actes eux-mêmes, nous l'avons déjà dit, notre œil ne peut percer le voile qui couvre ce travail de la vie, et il ne sera sans doute jamais donné à l'homme de saisir l'instant où la molécule brute reçoit l'animation.

Quoique nous ne puissions pas suivre la nature

dans ce mystérieux travail et apprécier tous les
changemens qu'éprouve la matière avant d'être
transformée en notre propre substance, nous
pouvons affirmer cependant que tous les actes
fonctionnels ont pour objet la préparation, l'élaboration des matériaux de sustentation, et l'expulsion des matières usées qui, ne pouvant plus
servir à la vie, doivent être rejetées hors de l'é-
conomie. Ce travail, qui est toute la vie, se passe
dans les parties les plus déliées, atome à atome.
Chaque partie, aussi ténue qu'on puisse l'imaginer, est un centre d'opération, une espèce de
laboratoire ; et cela n'étonnera pas, si l'on fait
attention qu'il existe des animaux d'une organisation très-compliquée, qui ne sont visibles qu'à
l'aide d'instrumens qui grossissent prodigieuse-
ment les objets, et dans lesquels les fonctions de
la vie sont aussi actives, aussi complètes que
dans des êtres plus grands ; c'est-à-dire, que toutes les fonctions nutritives se font chez eux
comme chez les plus grands animaux, atome à
atome. Or, qu'on estime, si on le peut, même
par la pensée, la ténuité des atomes qui composent de si petits individus.

Mais ce qui nous frappe surtout d'étonnement

et d'admiration, c'est que, dans ces animaux microscopiques, l'intelligence se trouve aussi développée que dans des êtres que nous regardons comme plus parfaits. En effet, ces petits êtres se livrent des combats comme les grands animaux et comme l'homme; pour saisir leur proie, ils rusent comme tous les animaux. Il y a donc, dans ces êtres qui nous échappent et que l'imagination seule peut saisir, de la pensée, de l'intelligence pour régler la vie de relation.

Nous demanderons aux phrénologistes si c'est ici seulement la matière qui pense. Eux qui mesurent l'intelligence, la pensée, à la masse de matière, comment expliqueront-ils le développement de l'intelligence dans ces petits êtres? Ils prétendent que la supériorité intellectuelle de l'homme, sur les autres animaux, vient de ce que, relativement à la masse du corps, la masse cérébrale est plus grande que dans les autres espèces. C'est comme si l'on disait, en d'autres termes, que la masse cérébrale doit être en raison des masses musculaires dont elle doit régler les mouvemens. Ainsi, le cerveau qui, placé sur un petit corps, donnerait un homme de génie, ne ferait qu'un homme ordinaire, placé sur un grand corps. Quoique le nain de Walter Scott ait déjà dit cela, nous avons de la peine à comprendre que la quantité de matière cérébrale qui suffit à un corps de cent livres, ne suffise plus à un corps de cent vingt ou cent cinquante.

Nous ne nions point que le cerveau ne soit le siége des facultés intellectuelles; nous croyons que c'est là, que c'est dans cet organe, que se règlent et se coordonnent nos déterminations; mais ce que nous ne croyons pas, c'est que l'intelligence soit en raison du rapport de la masse de matière cérébrale à la masse du corps; on ne voit pas comment un gros corps pourrait neutraliser l'action de l'organe intellectuel. Nous ne pensons pas, par exemple, que la différence d'intelligence qui existe entre le mouton et le chien tienne à la différence des rapports entre la masse du corps et la masse cérébrale de ces animaux.

Quand on voit l'araignée dresser de si admirables embûches, pour arrêter sa proie et la saisir avec tant d'habileté, lorsqu'elle est engagée dans ses filets, il est impossible d'admettre que l'intelligence soit en raison de la masse de l'organe où nous en plaçons le siége. Il y a, dans le travail de ce petit animal, des dispositions qui exigent un ensemble de vues et de combinaisons qui étonnent, sous le rapport de l'intelligence qu'elles supposent; et notre étonnement augmenterait probablement encore, si nous pouvions nous mettre en rapport avec ces espèces d'êtres, de manière à apprécier tous les motifs de leurs déterminations. Nos lacs pour la pêche et la chasse ne sont, après tout, que l'imitation des pièges de l'araignée; et les fosses que nous creusons pour nous rendre maîtres des grands animaux, sont aussi employées par un bien petit insecte pour saisir sa proie.

La supériorité intellectuelle de l'homme vient moins de sa masse cérébrale, que de l'usage qu'il lui a été donné d'en faire. Du reste, chaque espèce est organisée de manière à remplir sa destination, c'est-à-dire, de manière à pouvoir se nourrir, se reproduire, se défendre des attaques extérieures. Tout est pour cette fin et pour cette unique fin, excepté chez l'homme; lui seul, de tous les animaux, ne se contente pas de pourvoir à sa conservation et à celle de son espèce ; les besoins de se nourrir et de se reproduire ne sont, en quelque sorte, qu'accessoires pour lui;

il a des besoins qui le préoccupent bien plus que
le soin de sa conservation. Que conclure de
cela ? La destination de l'homme est-elle autre
que celle des êtres à la tête desquels il se place?
On est vraiment tenté de le penser, en voyant
combien il diffère de tous les êtres auxquels il
commande ici bas. Quelle que soit l'espèce à laquelle on voudrait comparer l'homme intellectuel, la différence est immense, ou plutôt il n'y
a pas de comparaison à établir.

En créant des êtres en apparence plus parfaits les uns que les autres, que s'est proposé
l'auteur de la nature ? Y a-t-il eu de sa part
quelque préférence? les êtres que nous regardons
comme plus parfaits, ont-ils été appelés par le
créateur à de plus hautes destinées? Ainsi les
êtres que nous plaçons au bas de l'échelle et qui
nous semblent n'être qu'une grossière ébauche,
doivent-ils être considérés comme des créatures
disgraciées, comparées à l'homme qui semble une
œuvre de prédilection ? Quelle distance de
l'homme à un mollusque; et pourtant qui oserait
dire que celui-là est plus favorisé que celui-ci ?
En considérant la situation de l'homme dans ce

bas monde, en voyant les misères qui l'assiègent, il est impossible de le regarder comme un être privilégié, malgré la supériorité de son organisation. En effet, toujours ses besoins dépassent les moyens de les satisfaire. En est-il de même des êtres moins parfaits en apparence ? nous l'ignorons ; mais nous pensons que l'être est plus ou moins malheureux, selon qu'il a plus ou moins de besoins.

Ici nous n'avons point en vue la destinée de l'homme dans un autre monde ; nous ne parlons que de son passage dans celui-ci ; et nous demandons s'il est plus heureux que les êtres sur lesquels il paraît avoir l'avantage de la raison ? Il est difficile de répondre à cette question ; mais à en juger par ce que nous connaissons des maux qui pèsent sur notre espèce, et semblent épargner les autres, on peut dire que, si nous avons sur les autres animaux quelques avantages, nous les payons bien chèrement.

Nous avons dit précédemment que la matière animée était douée de la propriété d'enlever au monde extérieur les élémens de sustentation qui lui sont nécessaires, pour remplacer ce qu'elle rejette comme inutile ou usé; voilà ce qui s'opère dans toutes les molécules animées; cette opération est la nutrition proprement dite.

Pour bien comprendre l'opération par laquelle la molécule animée s'empare d'une molécule nutritive pour se l'assimiler et la transformer en sa propre substance, il faut se représenter tous les matériaux de sustentation à l'état d'extrême division, distribués dans toute l'économie, au moyen de conduits subdivisés à l'infini et présentés à chaque atome vivant sous la forme qui lui convient, soit liquide, soit gazeuse.

Les moyens nous manquent pour suivre cette opération vitale; une fois les matériaux alimentaires introduits dans les organes digestifs, nous ne pouvons même plus avoir conscience des modifications qu'ils éprouvent; mais ce que nous savons des dispositions organiques, et ce que nous pouvons conclure des phénomènes vitaux appréciables, démontre suffisamment que la nutrition a lieu comme nous le concevons par la pensée; c'est-à-dire, que la nourriture est portée à chaque atome doué de vie par les ramifications si nombreuses, si subdivisées, du système sanguin. Tout n'est que canaux, conduits, dans la matière organisée; la fibre est constamment humectée, baignée par les fluides qui lui arrivent par le système circulatoire ou au moyen de l'imbibition ; enfin, chaque atome, aussi ténu qu'on le suppose par la pensée, est le point de départ et l'aboutissant de plusieurs voies d'absorption et d'excrétion, c'est-à-dire, que chaque atome reçoit et rend incessamment.

Que sont nos dissections, nos études anatomiques et physiologiques, en présence de ces fonctions vitales que la pensée seule peut concevoir?

Il n'entre point dans le plan que nous nous sommes tracé, de décrire l'appareil digestif, ce serait sortir de notre sujet ; d'ailleurs les connaissances anatomiques ne sont pas indispensables pour l'intelligence de ce que nous avons à dire. Nos considérations sur la vie, sur la nutrition qui est pour nous toute la vie, s'appliquent non seulement à l'homme, mais à toute la matière animée.

L'échange incessant qui a lieu entre la matière organisée et le monde extérieur, cet échange au moyen duquel l'être reçoit ce qui lui est nécessaire et rejette ce qui lui est devenu inutile ou nuisible, suppose la mobilité, le mouvement ;

sans cette condition, la nutrition serait impossible. Le mouvement est donc le propre de la matière animée; l'atome doué de vie ne peut rester en repos; le repos, c'est la mort, le mouvement, c'est la vie.

Mais pour que ce mouvement insensible ait lieu dans les moindres atomes vivans, il faut que ceux-ci soient libres, et pour être libres, il faut qu'ils soient en quelque sorte liquides ou presque liquides. Sans cette condition on ne concevrait pas la possibilité du mouvement vital, au moyen duquel s'opèrent toutes les absorptions, décompositions et recompositions organiques. En effet, comment concevoir la vie, dans des parties qui seraient à un état de solidité tel qu'il n'y ait pas de mobilité possible dans les molécules qui les composent? Qu'on n'oublie pas, d'ailleurs, que le jeu de la vie use la matière qui a besoin d'être renouvelée incessamment, la même molécule ne pouvant entretenir la vie que pendant un temps déterminé. Cette opinion, au reste, n'est pas nouvelle; depuis long-temps déjà on a pensé que les molécules qui composent nos organes, même les os, sont renouvelées au bout d'un certain temps; on rapporte, à cet égard, des expé-

riences faites au moyen de matières colorantes ,
pour démontrer le renouvellement de la matière
osseuse. Quoique nous n'ayons pas répété ces ex -
périences, il est pour nous hors de doute que la
matière de nos organes se renouvelle, et que la
vie, ou le phénomène Vie, est le résultat de l'union
d'un principe inconnu, insaisissable, avec la matière; mais comme celle-ci ne pourrait fixer long-
temps le principe vital, cette matière est organisée de telle façon que des atomes nouveaux
peuvent remplacer incessamment les atomes
usés qui sont rejetés incessamment.

Pour que ce grand acte de la vie s'opère, il faut
donc, comme nous l'avons dit, que toutes les
molécules de matière soient libres, mouvantes les
unes sur les autres, et à un état de division extrême; sans cela les fonctions nutritives seraient
impossibles; car le renouvellement, le remplace-
ment des molécules matérielles usées , constitue
la nutrition proprement dite. Fournir au corps
des matériaux pour le nourrir, c'est lui fournir
de quoi remplacer ce que la vie a usé, et cette
opération, nous le répétons, exige la mobilité, la
liberté des molécules les unes sur les autres.
Cette condition est remplie par l'état des organes

pendant la vie : car il ne faut pas juger de la consistance des parties qui composent l'animal, par leur consistance après la mort.

Ce travail vital, par lequel l'atome vivant se combine à l'atome nutritif, ne doit pas être confondu avec l'acte de préhension, au moyen duquel tous les êtres organisés se pourvoient de matériaux alimentaires. La nutrition proprement dite s'opère sur les matériaux préparés à recevoir la vie; elle a lieu dans les parties les plus ténues, atome à atome; c'est une véritable combinaison, par laquelle les élémens alibiles, convenablement élaborés et déjà animalisés, sont entièrement transformés en matière vivante et reçoivent le sentiment, la vie.

L'acte de préhension, au contraire, est cette opération par laquelle la matière organisée enlève au monde extérieur les matériaux d'où, au moyen de diverses préparations, elle extrait les élémens nutritifs. La préhension des alimens n'a lieu qu'à des intervalles plus ou moins longs.

La nutrition proprement dite est un travail continu. L'atome animé absorbe incessamment des molécules nouvelles pour remplacer celles qu'il rejette incessamment. Si, par suite de ma-

ladie ou manque d'alimens, les matériaux nutritifs sont insuffisans ou de mauvaise nature, la
vie languit, parce qu'elle est mal sustentée.
L'atome vivant se combine avec des élémens de
plus en plus altérés, la fibre s'appauvrit, perd de
son énergie, les fluides s'altèrent, s'usent, n'étánt
plus alimentés; enfin, lorsque cet état se prolonge,
la vie tend de plus en plus à s'échapper, il semble que la même matière ne peut la fixer que
pendant un certain temps.

Ce que nous venons de dire est connu de tout
le monde; on sait avec quelle rapidité marche
l'amaigrissement du corps dans les maladies ou
dans la privation d'alimens; mais surtout dans
les maladies; parce que dans ce cas les fluides
étant altérés, viciés, la vie ne trouve plus de molécules saines. Dans l'abstinence, au contraire,
l'appauvrissement est moins rapide; parce que
les fluides ne s'altèrent que peu à peu et par suite
de l'abstinence. Dans ce cas l'alimentation qui a
lieu par la respiration pulmonaire et cutanée,
est profitable, arrivant dans des fluides sains,
surtout dans les premiers temps de l'abstinence.

Le mode d'alimentation varie beaucoup dans
les êtres organisés, tant sous le rapport de la

nature des alimens, que par la manière de se les procurer, de les appréhender. Chez les espèces qui n'ont qu'une existence en quelque sorte végétative, l'être semble puiser toute sa nourriture dans l'atmosphère, au moyen de son enveloppe externe. Mais dans les espèces pourvues d'un estomac, et notamment chez l'homme, l'alimentation se fait par des moyens plus compliqués.

L'animal est averti du besoin de prendre des alimens par une sensation instinctive, qui devient de plus en plus pressante, à mesure qu'il tarde davantage à la satisfaire.

Ce mode d'alimentation, comme on le voit, réclame le concours de la volonté, par conséquent le jugement: car tous les alimens ne conviennent pas, il faut choisir, et tout choix suppose un raisonnement. La préhension a donc besoin du concours des facultés intellectuelles. Tous les êtres sont pourvus à cet égard; la nature a donné à chaque espèce toute l'intelligence, toute la sagacité nécessaires. Ce sont surtout les espèces qui vivent de leurs chasses, qui étonnent par leur intelligence et leur habileté.

Dans quelques espèces le besoin de nutrition

semble s'arrêter, et cesse de se faire sentir pendant des intervalles plus ou moins longs; mais ce temps d'abstinence se passe dans un repos absolu:comme on le voit chez plusieurs reptiles, chez les marmottes et d'autres animaux dormeurs.

Ces animaux, pendant leur sommeil léthargique, ressemblent aux végétaux pendant le repos de la végétation; tout échange entre l'animal et le monde extérieur semble avoir cessé; toutes les fonctions nutritives paraissent suspendues (1); la vie sommeille : mais à son réveil, la nutrition recommence aussitôt : car ces deux choses sont inséparables, la vie et la nutrition ne sont qu'une seule et même chose, physiologiquement parlant.

Le phénomène que nous appelons Vie est donc une suite de combinaisons du principe vital, avec des matières nouvelles, enlevées au monde

______

(1) On dit que la marmotte s'endort grasse et s'éveille maigre; et l'on attribue l'amaigrissement à la continuation de la nutrition qui a lieu aux dépens de la matière graisseuse mise en réserve. Comment concevoir que la nutrition fasse maigrir? et qui indique que la nutrition s'opère? y a-t-il des excrétions? d'un autre côté tous les animaux dormeurs ont-ils des provisions de graisse?

extérieur, au moyen d'instrumens animés que ce même principe s'est créés avec la matière.

L'existence, la conservation de chaque être, est donc subordonnée à la nutrition, et la nutrition a besoin incessamment de matériaux alimentaires. Ceux-ci doivent êtré de bonne nature et en quantité suffisante. Il faut, en outre, des organes convenablement disposés pour les élaborer, les préparer à l'assimilation. Lorsque toutes ces conditions existent, les fonctions vitales s'exécutent bien, il y a santé; lorsqu'il y manque quelque chose, il y a trouble dans les fonctions vitales, il y a maladie, c'est-à-dire, qu'il y a souffrance ; parce que tous les besoins nutritifs ne sont point satisfaits, ou le sont avec des matériaux qui ne jouissent pas de toutes les propriétés que réclame le mode de vie des organes dans la combinaison desquels ils entrent.

Il est, pour chaque être organisé, un mode de vie, une manière d'être qui dépend non seulement de son organisation, du levain ou ferment qui a fourni le principe vital, mais les circonstances dans lesquelles l'être se développe impriment à chacun des atomes qui le composent un mode d'action particulier. Qu'on change ces circonstances, le mode d'action de la molécule vivante sera changé; elle assimilera ou rejettera plus ou moins; son action moléculaire, ses mouvemens seront modifiés, ainsi que tous ses produits. Ce résultat est important à remarquer, car c'est lui qui constitue réellement la maladie; en effet tous les actes vitaux ayant pour fin la préparation des matériaux nutritifs, si ces actes sont modifiés, leurs produits le seront aussi et le seront d'autant plus que l'être sera plus élevé dans l'échelle. Ainsi, chez l'homme, qui est spécialement l'objet de nos recherches, les moindres troubles dans les fonctions vitales pourront avoir beaucoup d'influence sur la nutrition; car chez lui le travail nutritif est très-long, très-compliqué, les sympathies nombreuses, par conséquent les réactions très-étendues; de telle sorte que les moindres modifications, les moindres troubles auront toujours un grand retentissement, à cause des nombreux rapports que tous les organes ont entre eux.

Il faut remarquer aussi que les matériaux nutritifs ne se composent pas seulement, selon toutes les apparences, de l'élaboration immédiate des alimens puisés dans le monde extérieur,

mais de la combinaison de ces matériaux élaborés avec des produits excrétés par les organes.
On conçoit que si ces produits étaient vicieúse-
ment modifiés, il en résulterait des produits nutritifs de mauvaise nature. Il faut bien savoir que
dans toutes ses œuvres, la nature est avare de
temps et de matière, elle utilise tout. Ainsi les
êtres organisés sont disposés de manière que ce
qui est rejeté d'un atome, après l'avoir sustenté,
peut encore servir à un autre atome; c'est-à-dire,
que beaucoup de produits sont utilisés avant
d'être rejetés de l'économie. Ainsi la bile, qu'on
peut regarder comme un produit fourni par l'é-
puration que le sang subit dans le foie, ne doit
pas être considérée comme un produit inutile, et
devant être rejeté immédiatement de l'économie;
la bile est utilisée dans la digestion, dans l'élaboration des alimens.

Eh bien! supposons que sans être de mauvaise
nature, les matériaux qui fournissent la bile ne
jouissent pas des propriétés qu'ils doivent avoir,
ou que le foie soit affecté de quelques lésions
ou troublé dans ses actes vitaux fonctionnels; la
bile sera modifiée et cette modification réagira
sur la digestion : car il est probable, comme nous

l'avons déjà dit, que ce fluide n'est pas inutile à la digestion.

Nous pourrions en dire autant d'un autre produit : toutes les modifications vitales entrainent d'autres modifications plus ou moins grandes dans les matériaux nutritifs, soit que les produits modifiés servent ou ne servent pas au travail digestif.

Le trouble d'une fonction réagit de deux manières sur les autres fonctions ; en fournissant un produit altéré qui amènera des modifications vicieuses dans la formation des produits dans la composition desquels il entrera ; ainsi de l'altération des sécrétions hépatiques résulteront non seulement des matériaux viciés, altérés, mais des fluides mal épurés ; car les matériaux qui fournissent la bile n'ayant pas été dépouillés de tout ce qui devait leur être enlevé pour former la bile, reporteront, dans le torrent de la circulation, des élémens dont ils auraient dû être débarrassés.

Ce que nous venons de dire de la bile, nous pouvons le dire de l'urine. Une altération dans la sécrétion des reins aurait l'inconvénient de fournir non seulement une urine viciée, qui pourrait produire des graviers, altérer les conduits et les réservoirs qu'elle traverse ou dans lesquels elle séjourne; mais le sang ne serait pas dépouillé de tout ce qui doit lui être enlevé dans les reins pour former l'urine; il resterait donc chargé d'élémens étrangers, d'élémens qui pourraient porter le trouble dans d'autres fonctions.

Il résulte de ce que nous venons de dire qu'une fonction ne peut être troublée, sans que d'autres le soient consécutivement. Si la cause du trouble d'une fonction n'est que passagère, l'équilibre peut se rétablir promptement: mais si cette cause est permanente, quelque faible que soit l'altération qu'elle entraîne dans les fonctions, par suite de sa permanence, la santé, la vie même, sont toujours plus ou moins compromises.

Il y a donc pour conserver la santé des conditions indispensables. Ces conditions sont des organes sains, bien disposés, des élémens nutritifs de bonne nature et en quantité suffisante, l'absence de toute cause perturbatrice.

Nous appelons élémens nutritifs, les matériaux élaborés par les actes vitaux, et prêts à recevoir l'animation. Car la qualité des matériaux assimilables ne dépend pas seulement de la qualité des alimens; ceux-ci pourraient être de bonne nature et cependant donner de mauvais matériaux nutritifs : il suffirait pour cela d'un trouble dans les fonctions digestives.

Si l'atome assimilable n'est pas de bonne nature et en quantité suffisante, la combinaison qui en résultera avec nos organes présentera dans son action vitale des modifications incompatibles avec la santé. Il y aura trouble, car tout changement dans le jeu, dans le mode de vie de nos organes, est un trouble, un dérangement de la santé.

Nous insistons sur ces détails qui paraîtront peut-être minutieux et inutiles à quelques personnes; pour nous ils sont de la plus haute importance, et c'est pour les avoir trop négligés qu'on a méconnu si long-temps les maladies; car quelque théorie qu'on adopte, on sera toujours forcé de convenir que la maladie est une altération vitale, un trouble, une perturbation dans un acte fonctionnel. Eh bien! comment concevoir ces troubles, ces dérangemens, si l'on ne comprend pas en quoi consiste ce que nous appelons actes vitaux, si l'on ne conçoit pas en quoi consistent les actes au moyen desquels la vie se traduit à nous et dont les modifications vicieuses constituent pour nous les maladies. Or, pour bien comprendre les fonctions vitales, il faut les étudier autrement qu'on ne l'a fait jusqu'à ce jour.

Nous avons dit plus haut que la vie n'existait pour nous que là où nous voyons certains actes, certains phénomènes qui tous ont pour objet le travail nutritif. Ce travail s'opère sur des matériaux très-variés, au moyen d'appareils organiques qui varient selon les espèces. Mais quelle que soit l'espèce qu'on observe, la fin de tous les phénomènes vitaux sera toujours la nutrition, sera toujours de rendre les substances nutritives propres à s'animaliser, à *s'imprégner* de la vie.

L'observation apprend que toutes les substances ne conviennent point également pour l'alimentation, quoique l'aliment proprement dit soit un; mais il faut que cet aliment soit uni avec certains principes qui varient selon le levain vital de chaque espèce. Il y a donc des choix que tous les animaux savent faire, lorsqu'ils sont libres. S'ils ne peuvent choisir, s'ils ne peuvent se procurer les alimens qui leur conviennent le plus, ils souffrent, ils languissent; parce que la nutrition se fait mal. Il en est de même si, ayant des substances alimentaires convenables, quelques circonstances organiques ou externes viennent troubler le travail digestif et d'élaboration.

Un grand nombre de causes et de circonstances peuvent gêner la nutrition et faire languir la vie ; mais quelles que soient ces circonstances, l'effet est toujours une altération dans les produits du travail nutritif. Or, comme tous ces produits sont liquides et destinés à se combiner avec d'autres liquides de l'économie, pour s'assimiler et se transformer en notre propre substance, on voit que d'une modification vicieuse des fonctions nutritives résulte une altération plus ou moins grande de tous les fluides de l'économie et de toutes les fonctions en général, et, par suite, une mauvaise composition de nos tissus.

Le monde extérieur est le réservoir où tous les êtres organisés vont puiser les matériaux dont ils ont besoin. Ces matériaux sont modifiés et rendus assimilables par le travail des appareils organiques.

Chez les animaux un peu élevés dans l'échelle, et chez l'homme en particulier, les substances alimentaires sont introduites d'abord dans une cavité appelée estomac, où elles subissent le premier temps de la digestion; de là elles passent dans les intestins proprement dits.

Quoique nous n'ayons aucun moyen de suivre le travail digestif, et d'apprécier les changemens successifs qu'éprouve la matière alibile avant d'arriver à l'état parfait de matière assimilable, nous pouvons dire, cependant, que chez tous les êtres organisés en général, les modifications qu'éprouvent les substances alimentaires ont pour objet de rendre la molécule alibile de plus en plus assimilable, de la faire participer de plus en plus de la substance, de la nature de l'être dans la composition duquel elle doit entrer; car il ne faut pas croire que la molécule brute puisse être transformée brusquement en matière organisée; ce n'est que peu à peu qu'elle *s'imprègne* du levain de la vie, qu'elle se transforme en matière organique et s'anime.

Les produits de la digestion qui doivent servir à la nutrition, c'est-à-dire, les molécules assimilables, sont puisées dans le tube digestif, par des bouches que nous appelons absorbantes, et portées dans le torrent de la circulation : mais il ne faut pas entendre par torrent de la circulation, l'appareil sanguin seulement; avant d'arriver dans cet appareil, les produits de la digestion en traversent un autre dans lequel ils s'épurent et s'animalisent de plus en plus, puis arrivent enfin dans le système sanguin.

Le sang, chez l'homme, est donc le résultat de tout le travail de la nutrition; c'est à cet état, c'est par l'intermédiaire de la circulation sanguine, que l'atome assimilable est présenté à l'atome vivant, pour recevoir le sentiment, la vie; car à l'état de fluide circulant, quoique animalisé, quoique participant de la matière animale, la matière ne vit point encore, elle n'est point organisée, ne jouit d'aucune fonction, elle ne sent point. Mais lorsqu'elle est entrée dans la composition de nos organes, et fait partie de notre fibre, c'est alors qu'elle vit, qu'elle est active, et peut réagir sur le monde extérieur; enfin c'est à l'état de fibre qu'elle fait réellement partie de notre substance, qu'elle est douée de sentiment.

C'est, en définitive, la fibre proprement dite qui constitue l'être doué de vie; c'est la fibre qui forme le tissu, le canevas de nos organes, et l'examen des êtres organisés démontre que tout est disposé pour la sustentation de cette fibre qui est le siége de la vie. Les liquides qui la baignent constamment lui fournissent les élémens de nutrition et l'humidité nécessaire au jeu des organes; les liquides ont sans doute encore d'autres usages que nous ne pouvons apprécier. Quoi qu'il en soit, il résulte des détails dans lesquels nous sommes entrés, que la conservation de la santé dépend du parfait accomplissement des actes vitaux nutritifs. Poursuivant notre examen, nous allons rechercher quelles sont les circonstances qui peuvent troubler ces actes et déterminer les maladies.

Un être bien conformé, pourvu de tout ce qui lui est nécessaire pour fournir à ses besoins, usant avec réserve de ses facultés, et autour duquel rien ne changerait, cet être ne devrait jamais avoir la santé troublée, il ne devrait éprouver que les dérangemens que l'âge amène.

Mais telle n'est pas la condition de l'homme; il est exposé à des privations, il est intempérant et dominé par des passions; ses rapports avec le monde extérieur sont extrêmement variables; en effet, rien n'est fixe, rien n'est stable ici bas; à côté de ces lois immuables qui règlent l'ordre si parfait que nous admirons dans la nature, tout change, et à chaque instant les corps les plus durs sont soumis à des modifications incessantes, causées par les mouvemens du monde extérieur. Comment des organes aussi fragiles et aussi impressionnables que ceux de l'homme pourraient-ils conserver un état constant, entourés comme ils le sont de tant et de si puissantes causes de perturbation ?

Les influences externes ne sont point les seules causes de maladies; les dispositions individuelles, soit physiques, soit morales, sont aussi des sources très-fécondes de dérangemens fonctionnels. Ce sont surtout les passions qui multiplient pour l'homme les causes de maladies. Ses rapports avec le monde réel ne sont rien en raison de ses rapports avec le monde idéal, avec le monde qu'il se crée, et dans lequel il est exposé à des tempêtes cent fois plus furieuses et plus subites que dans le monde réel. Aussi l'homme est-il de tous les animaux le plus sujet aux maladies.

On s'est de tout temps beaucoup attaché à rechercher la cause des maladies, espérant que cette appréciation pourrait faire trouver les moyens de les combattre. Cette conclusion, qui paraît juste et rationnelle à priori, n'est exacte que sous le rapport hygiénique; mais sous le rapport thérapeutique proprement dit, on s'est beaucoup exagéré les avantages qu'on pouvait retirer de la connaissance des causes de maladies, puisque, selon les dispositions individuelles inappréciables, la même maladie peut naître de causes très-diverses, et la même cause peut déterminer des maladies bien différentes.

Nous n'entendons pas, toutefois, que l'on néglige de s'éclairer sur toutes les circonstances qui ont accompagné la maladie, et qui ont pu favoriser son développement; ces renseignemens pouvant fournir des indications hygiéniques très-utiles et qui souvent suffisent pour amener la guérison; nous voulons dire seulement, que sous le rapport thérapeutique, la connaissance des causes morbides n'a pas toute l'importance qu'on lui suppose. Nous regardons aussi comme très-inutiles toutes ces divisions des auteurs, qui ne reposent en général que sur des subtilités de langage, sur des distinctions scolastiques.

Ceux qui croient que l'action des médicamens doit varier en raison de la cause du mal se trompent beaucoup; pour que cette opinion fût fondée sur quelques probabilités, il faudrait connaître la cause du mal, ce qu'on ignore presque toujours; connaître le moyen de la neutraliser sans nuire aux organes, ce qu'on ne connaît pas; enfin il faudrait pouvoir saisir cette cause et mettre le médicament en sa présence; eh bien! quel moyen avons-nous pour satisfaire à ces conditions? aucun; l'état de la science ne permet même pas des conjectures tant soit peu probables. D'abord, les causes de maladies sont le plus souvent inconnues, et le plus grand nombre, comme nous le verrons tout à l'heure, ne sont point de nature saisissable, n'existant que dans un rapport d'équilibre, n'étant, si je puis ainsi m'exprimer, que *circonstantielles*. Où saisir, par exemple, la cause d'une maladie déterminée par une vive émotion de peine ou de plaisir, ou par une brusque variation de température?

Et quant aux causes que nous appellerons matérielles, aux virus proprement dits, où sont-ils? comment les atteindre? Lorsqu'une cause délétère a pénétré dans l'économie, s'est combinée avec quelque partie de notre être, comment l'enlever à ses combinaisons? Quel est le corps,

quelle est la substance à employer à cet effet ?
Voilà des questions auxquelles il est tout-à-fait
impossible de répondre. Par analogie avec ce qui
se passe dans nos laboratoires de chimie, lorsqu'il s'agit de poisons connus, on administre
les substances avec lesquelles on sait que ces
poisons formeront des composés sans action sur
l'économie ; ainsi, comme contrepoison de l'a-
cide sulfurique, on donnerait un lait de chaux, de
la magnésie, ou même une solution de savon. Ces
moyens sont sans doute très-rationnels, et s'ils
pouvaient être employés assez tôt, ils auraient
certainement de bons effets ; mais le plus souvent
ils sont administrés trop tard, et lorsque déjà
l'acide est combiné avec les tissus qu'il a désor-
ganisés. Ainsi dans les cas même les plus favorables, nous ne possédons aucun moyen d'empêcher les effets de la cause morbide.

Qu'on ajoute à ces considérations qu'il est des
substances dont l'action est tellement prompte
qu'il paraît physiquement impossible de leur
trouver d'antidote : ainsi l'acide prussique ; en
supposant même qu'on ait un contrepoison de
cette substance, les effets sont si prompts que
tout secours est inutile.

On sait avec quelle activité agit le venin de la vipère ; eh bien ! nous le demandons, comment arrêter les effets de ce poison ? A peine est-il introduit dans la plaie qui a servi à l'inoculer, qu'il est emporté dans le torrent de la circulation où il n'est plus en notre pouvoir de le saisir.

Quant aux substances qui agissent plus lentement, et par leur introduction dans l'estomac, nous ne sommes guère plus heureux ; jusqu'à ce jour on n'a pu diminuer les effets de quelques-unes autrement que par l'expulsion, lorsqu'on a pu l'opérer assez à temps ; ainsi quoique nous connaissions bien l'alcool, nous n'avons aucun moyen certain d'en neutraliser les effets ; on a, dans ces derniers temps, préconisé l'ammoniaque pour combattre l'ivresse ; mais cette substance est bien loin de jouir de l'efficacité qu'on lui attribue, comme antidote des liqueurs fermentées.

Ce que nous avons dit des difficultés de saisir le venin de la vipère, nous pouvons le dire de tous les virus, de toutes les causes d'épidémie, de tous les miasmes délétères, dont l'air est le véhicule. Pour peu qu'on réfléchisse, on comprendra combien sont fausses toutes les idées qu'on s'était faites sur les moyens de combattre les causes morbides; on peut dans quelques cas s'y soustraire, les écarter; mais nous ne possédons aucun moyen certain de les neutraliser. Ce n'est donc point à la cause seulement, mais aux altérations qu'elle a produites, mais à la maladie proprement dite, qu'il faut, le plus souvent, adresser les moyens thérapeutiques.

Que de remèdes inutiles et souvent nuisibles, dont on fatigue les malades, parce qu'on ne sait pas ce que sont les maladies, et qu'on ne comprend pas comment s'opèrent les guérisons! La multiplicité des médicamens n'est fondée sur aucun principe scientifique, ni même sur aucune observation empirique; cette multiplicité est le résultat de l'insuccès des moyens mis en usage jusqu'à ce jour; c'est le témoignage irrécusable du vague et de l'incertitude dans lesquels la science s'est traînée jusqu'à présent. Sur quoi, nous le demandons, est fondée la distinction des moyens anti-scrofuleux et anti-scorbutiques? cette distinction est tout-à-fait erronée.

Il est probable que l'efficacité des médicamens, que leur propriété médicatrice, repose sur un mode d'action uniforme, toujours le même, quelle que soit la substance, plutôt que sur une propriété spéciale et relative à la nature de la maladie; c'est-à-dire que pour être médicament, il faut qu'une substance jouisse d'une certaine propriété, la même pour toutes, sans égard pour les maladies; de même que pour être aliment, il faut que toutes les substances jouissent d'une certaine propriété qui est d'être assimilable, et transformable en notre propre substance. Nous reviendrons, du reste, sur cette question, lorsque nous nous occuperons de la meilleure méthode générale de traitement; c'est alors qu'on pourra juger jusqu'à quel point est juste ou hasardée l'idée que nous laissons échapper en passant, de l'unité d'un principe médicamenteux, quelle que soit d'ailleurs la maladie, comme de l'unité d'un principe nutritif. Revenons aux causes, et recherchons comment elles agissent.

Les causes morbides, en général, présentent cette différence remarquable, que les unes ont une existence réelle, indépendante de toute circonstance de rapport, tandis que d'autres n'existent au contraire que dans un rapport d'équilibre entre les agens extérieurs et l'état de nos organes. Les premières, que nous pouvons appeler physiques, sont saisissables, puisqu'elles sont matérielles, et si elles échappent à nos investigations, c'est que nos moyens, pour les saisir, sont trop imparfaits; mais leur existence n'est pas moins réelle; ainsi, quoique nous ne puissions pas constater l'existence des miasmes épidémiques dissous ou suspendus dans l'atmosphère, on ne peut nier leur existence.

Les secondes causes, que nous ne savons comment désigner, sont insaisissables, matériellement parlant; elles sont fugitives, et n'existent que dans leur action, que dans leurs effets; un exemple nous fera mieux comprendre : une personne a été saisie par le froid, ayant le corps en sueur; elle se trouve affectée de Pneumonie; où est la cause? comment la saisir? comment lui adresser des médicamens? Vouloir la combattre, n'est-ce pas comme si l'on voulait combattre la cause d'une violence, d'une blessure?

La distinction que nous cherchons à rendre sensible n'est point idéale, elle est bien réelle; il y a certainement une grande différence entre les causes dites matérielles, les virus, par exemple, qui agissent en quelque sorte comme des réactifs, en se combinant avec quelques élémens de nos fluides; et les autres causes que j'appellerai *cir-*

*constantielles*, qui n'existent que dans l'état de rapport de nos organes et des agens extérieurs.

Une autre remarque à faire sur les causes en général, c'est que les unes sont passagères, et les autres permanentes. Cette distinction est très-importante dans le traitement des maladies; en effet, dans le cas d'une cause permanente, la guérison serait souvent impossible, si le sujet restait dans les mêmes conditions; tandis qu'il suffira souvent de le soustraire à l'action de la cause morbide, pour voir la santé se rétablir. De même, lorsqu'il s'agira d'une cause passagère, les soins hygiéniques et de régime suffiront souvent pour obtenir la guérison.

Toutes les causes, quelles qu'elles soient, viennent de deux sources; des dispositions individuelles, soit physiques, soit morales, et de nos rapports avec le monde extérieur; de là des causes internes et des causes externes.

Chacune de ces deux classes se subdivise en deux sections. Nous allons parler d'abord des causes internes, que nous divisons en physiques et en morales.

Les causes physiques, que nous pouvons aussi appeler matérielles, sont tous les vices de conformation, les mauvaises dispositions organiques. Parmi ces causes, il en est qui déterminent nécessairement des maladies, et qui menacent la vie plus ou moins prochainement; d'autres ne causent des maladies que dans certaines circonstances : ainsi une mauvaise conformation de la poitrine ou des voies aériennes, une disposition vicieuse des centres circulatoires, auront peu d'influence chez une personne menant une vie paisible et sédentaire et qui n'est point exposée à de grandes fatigues, aux intempéries, ni à de vives émotions; tandis qu'elles compromettront plus ou moins l'existence chez une personne placée dans des conditions opposées.

De même, si l'on suppose une mauvaise conformation des organes génitaux, la santé n'en sera point affectée pendant l'enfance; mais à la puberté ce vice d'organisation pourra réagir sur la santé générale plus ou moins fortement, selon le tempérament du sujet.

Les causes morales, si fécondes en maladies graves, et qui semblent le partage exclusif de notre espèce, dépendent de nos dispositions affectives. Pour bien se rendre compte de cet ordre de causes, il faut se représenter l'homme

comme un composé de deux êtres; l'un dont
tous les besoins, toutes les sensations se rapportent au monde réel et matériel ; tandis que l'autre
ne semble vivre que d'illusions et de créations
souvent chimériques. Les besoins de l'être matériel sont assez limités; ils se bornent à ceux de
la nutrition, et à tout ce qui a pour objet la
conservation de l'espèce et des individus ; mais
les besoins de l'être moral sont sans bornes ;
aussi sont-ils insatiables.

Le système nerveux est le siége de la vie morale ; la vie physique, la vie purement matérielle,
a son siége dans l'appareil digestif ou nutritif,
dont font partie tous les appareils splanchniques,
et le système ganglionnaire.

Ces deux ordres de système, de la vie morale
et de la vie matérielle, sont tellement unis que
l'un ne peut subsister sans l'autre. L'un est l'ensemble de tous les instrumens nécessaires à l'accomplissement des fonctions conservatrices de
l'espèce et des individus; l'autre combine et règle tous les actes de la vie de relation, en transmettant, au moyen de ses nombreux conducteurs,
les ordres de la volonté, et distribue partout cette
influence nerveuse, ce fluide indispensable à la

vie. On sait que la vie cesse promptement dans les parties privées de communication avec les centres nerveux, et que par une section dans la portion cervicale de la moëlle, on arrête les phénomènes vitaux aussi subitement que les phénomènes électriques, en supprimant la communication entre les deux pôles d'une pile.

Ainsi dans notre espèce les fonctions du système nerveux sont immenses ; c'est dans ce système que se trouve le siége des facultés les plus sublimes, celles qui distinguent l'homme des autres espèces, ou plutôt l'homme est tout entier dans ce système, le reste n'est que la brute.

A quoi tient l'influence de l'homme moral sur l'homme physique ? Comment se fait-il qu'un son, la vue d'un objet, portent le désordre dans la vie animale et dans la vie intellectuelle ? Dans l'état de la science, il est difficile de donner de ces faits une explication satisfaisante ; mais on peut dire que les sensations impriment à la matière nerveuse un certain ébranlement, par suite duquel le mouvement du fluide vital est modifié. Si les sensations sont trop vives, les impressions nerveuses sont plus profondes, et peuvent aller à ce point que la sécrétion, la transmission du fluide nerveux soient tout-à-fait interrompues.

Quoi qu'il en soit, le retentissement des impressions morales est considérable, et de là résultent beaucoup de maladies graves.

Il est des maladies qui ne semblent point appartenir aux dispositions organiques, mais que nous ne pouvons cependant rapporter à des causes externes, attendu qu'elles ne paraissent pas frapper indistinctement tous les sujets placés dans les mêmes conditions hygiéniques; mais semblent au contraire affecter particulièrement certaines familles; je veux parler du Rachitisme et des Scrofules, deux maladies qui font tant de ravages, surtout dans les premières années de la vie, et qui viennent peut-être de la même cause, dont l'action se modifie avec l'âge, et selon certaines dispositions individuelles et hygiéniques. Quoi qu'il en soit, ces maladies doivent être considérées comme tenant à un vice de cause interne, à un germe ou levain congénial. On ne peut expliquer autrement pourquoi des enfans nés de mêmes parens succombent tous du Rachitisme dans la première enfance, ou sont plus tard couverts d'engorgemens scrofuleux. Nous dirons, dans une autre partie de cet ouvrage, ce que nous pensons du traitement de ces maladies.

Les causes externes se divisent aussi, comme nous l'avons dit, en deux classes ou sections; savoir, celles dites matérielles; ainsi des alimens mal sains, un air vicié, etc., et celles dites *circonstantielles*, qui n'existent que dans des rapports d'équilibre entre l'état de nos organes et l'état des agens extérieurs : ainsi, les variations de température, un changement dans l'état électrique de l'atmosphère et dans d'autres agens; car nous ne connaissons point encore notre monde extérieur. Indépendamment des élémens de l'eau et de l'air, proprement dits, jusqu'à ce jour, trois agens qui ne sont peut-être, comme le pensent quelques savans, qu'une modification du même principe, ont été distingués, le calorique, la lumière et l'électricité; voilà tout ce que nous connaissons du milieu dans lequel nous vivons. Sans doute ces trois agens ne sont point les seuls qui entrent dans la composition de notre atmosphère; il contient probablement d'autres élémens, d'autres principes qui nous échappent, et qui cependant nous affectent et peuvent être des causes très-actives, très-fécondes de maladies.

Quelle que soit au surplus la nature des causes qui portent le trouble dans les fonctions vitales, toutes ces causes se rapportent aux deux grandes sources que nous avons indiquées, savoir : à l'état et à la disposition de nos organes , et à nos rapports avec le monde extérieur; il n'y a pas d'autres sources de maladies.

Comment agissent les causes morbides, quelles modifications résultent de leur action ? Voilà ce qu'il importe de déterminer.

En nous rappelant ce que nous avons dit des actes vitaux, il nous sera facile d'expliquer l'action des causes morbides, et de concevoir les modifications qu'elles entraînent; mais il ne faut pas oublier qu'il est bien rare qu'une maladie soit due à une seule cause; presque toujours plusieurs concourent à son développement, quoique d'ordinaire les malades ne parlent que de la circonstance qui accompagne ou détermine l'explosion de la maladie, s'il est permis de parler ainsi. Ils ne tiennent pas compte des dérangemens qu'ils éprouvaient avant, et qui venaient de causes souvent bien différentes et bien plus actives que celle à laquelle ils attribuent la maladie.

Quelles que soient la source et la nature d'une

cause morbide, son effet sera toujours un trouble fonctionnel; et de ce trouble résultera toujours nécessairement une altération de produit; c'est-à-dire que le produit de la fonction troublée ne jouira plus des mêmes propriétés dont il jouit, lorsque la fonction s'accomplit normalement. Qu'on suppose une cause interne, un vice de conformation gênant les fonctions de quelques organes; il résultera de cette gêne un trouble suivi d'altérations des produits fonctionnels.

Si la cause est morale, la réaction sera en raison de son intensité; on sait combien les affections morales ont d'influence sur la santé en général. Eh bien! comment peut agir cette influence, et quel peut être son résultat? Assurément son premier effet ne peut être une lésion de tissu, ce ne peut être qu'un trouble fonctionnel; et ce trouble porte particulièrement sur les fonctions nutritives. D'autres fonctions peuvent être troublées avant ou simultanément ; il se peut que les premiers effets de l'influence morale soient une altération dans quelques sécrétions importantes; mais nous ne pouvons en avoir conscience, tandis que nous ressentons souvent presqu'instantanément les dérangemens du tube digestif. Et du reste, que d'autres fonctions éprouvent ou non du trouble avant celle de la nutrition, cela ne change point la question, cela ne contredit point ce principe fondamental, savoir : que le résultat de toute fonction troublée est toujours nécessairement une altération de ses produits.

D'après ce que nous venons de dire, il doit rester bien démontré que l'effet d'une cause interne, soit physique, soit morale, est en définitive une altération des produits fonctionnels.

Nous allons voir que les causes externes, quelles qu'elles soient, produisent absolument le même effet, quoiqu'elles diffèrent beaucoup des causes internes.

Le point de la science qui nous occupe en ce moment nous semble si important, que nous ne croyons pas pouvoir trop insister sur les détails qui se rattachent à la manière d'agir des causes externes; car mieux on comprendra l'action de ces causes, mieux on appréciera leurs effets.

Nous avons divisé les causes externes en deux classes; dans l'une nous rangeons les causes qui consistent en un principe matériel, un virus, un venin, qui agit sur nos fluides comme un réactif, en les modifiant, les décomposant.

L'autre classe comprend les causes immatérielles pour nous, et qui consistent seulement dans un rapport de l'état de nos organes avec l'état des agens extérieurs.

Les causes de la première classe sont saisissables, au moins par la pensée ; ainsi la respiration d'un gaz ou de miasmes délétères, l'introduction, par une voie quelconque, d'un virus, d'un venin, dans l'économie.

Dans tous ces cas, le trouble des fonctions résulte de la présence d'un principe dont les affinités sont en désaccord avec la vie de nos organes, et tendent à des combinaisons destructives de celles qui constituent notre existence.

Les poisons les plus actifs n'attaquent point la vie par des lésions de tissu, mais par la modification des liquides ; peut-être en est-il qui s'attaquent au principe vital même, avec lequel ils se combinent. Cette explication semble la seule qui puisse rendre raison des effets si foudroyans de l'acide prussique.

Quoique nous ne puissions pas nous rendre compte d'une manière satisfaisante de l'effet des poisons, et notamment de ceux qui ne laissent sur les organes aucune trace de leur passage, en réfléchissant aux effets du venin de la vipère, et d'autres venins animaux ou végétaux, il reste bien démontré pour nous que les accidens déterminés par ces agens toxiques ne sont point dus à des lésions de tissu, mais bien à l'altération des liquides.

Une preuve du peu d'influence que les lésions de tissu exercent sur la vie, lorsque ces lésions ne sont point dues à un principe vénéneux réagissant sur les fluides, et n'ont point leur siége dans un organe essentiel à la vie, ce sont les blessures avec perte de substance considérable, les grandes amputations, quelquefois sans réaction sur la santé générale. Pourquoi cela? parce que les fluides sont restés sains ; mais versez sur les plaies un mauvais levain, un réactif, qui agisse sur les fluides, les décompose, quelque légère que soit la blessure, on verra aussitôt se manifester des accidens plus ou moins redoutables.

Ce que nous venons de dire des poisons, des virus, nous le dirions de toutes les autres causes externes de la première classe, de la mauvaise alimentation, des professions insalubres, des excès, etc. Ces causes n'auront pas des effets aussi prompts que les virus, les poisons; mais elles détermineront toujours plus ou moins subitement des troubles fonctionnels, dont le résultat définitif sera toujours une altération des liquides.

Les causes externes de la deuxième classe agissent en modifiant la fibre, en changeant son état de vitalité; un exemple nous fera mieux comprendre :

Qu'on suppose un grand et brusque abaissement de température; à l'instant toutes les fonctions sont modifiées, par suite du resserrement de la fibre, et de la diminution des pertes par la transpiration; il y a trouble, perturbation dans tous les actes vitaux. L'équilibre peut se rétablir sans qu'il y ait maladie proprement dite; mais il se peut aussi que la vie soit compromise par une affection de poitrine, ou d'autres accidens.

Dans cet exemple, choisi à dessein, comme le plus favorable à la théorie de l'irritation, la maladie peut être locale : ainsi le poumon peut s'engorger; mais cet engorgement ne résulte pas d'une irritation primitive, ce n'est point une congestion inflammatoire. La Pneumonie déterminée par un refroidissement est une maladie de cause mécanique; le poumon s'engorge, parce

que la circulation se trouve trop subitement ralentie par le resserrement brusque de la fibre
dans quelques organes; l'engouement du poumon
n'est point le résultat d'un appel de fluides;
mais d'obstacle à leur cours; c'est un véritable
épanchement causé par la rupture des vaisseaux
pulmonaires. Du reste nous reviendrons bientôt sur cette maladie, en parlant de l'inflammation.

Nous pensons en avoir dit assez sur l'effet des
causes morbides: nous arrivons maintenant au
point de la question, le plus important, le plus
controversé, et que nous n'avons encore fait
qu'effleurer, savoir : quelle est la nature des maladies.

Il résulte de la discussion dans laquelle nous
sommes entré, que le point de départ de toutes
les maladies est presque toujours une altération
des fluides, et dans tous les cas n'est jamais une
inflammation congestive. Pour qu'au début la
maladie soit toujours une irritation locale, une
lésion inflammatoire des tissus, il faudrait que
l'action de la cause morbide portât toujours sur
les solides, comme font les substances caustiques
ou corrosives; mais d'après ce que nous avons

dit des causes, les choses ne peuvent point se passer ainsi : comment, par exemple, concevoir que les causes internes déterminent une lésion primitive, inflammatoire; et parmi les causes externes, quelles seraient celles qui pourraient agir de manière à produire primitivement une irritation congestive? Nous ne voyons pas que ce puisse être les causes insaisissables, que nous appelons matérielles, et dont l'action doit se porter d'abord sur les liquides qui sont le véhicule, et si l'on peut parler ainsi l'excipient, à l'aide desquels ils pénètrent et sont reçus dans l'économie; et dans les cas de causes accidentelles, d'ailleurs assez fréquens, lorsqu'un caustique ou quelque violence externe agit sur nos tissus, nous ne voyons pas encore de congestion, comme nous le démontrerons tout-à-l'heure.

Veut-on faire une autre supposition, et dire que l'influence morbide porte d'abord sur l'organe du sentiment, sur la fibre, et que le trouble fonctionnel résulte de l'impression fibrillaire? nous acceptons cette explication comme rigoureuse, comme l'expression des faits : mais nous ne voyons pas qu'on puisse en déduire rationnellement une irritation locale primitive. L'impression fibrillaire résultant d'une excitation externe, c'est-à-dire d'une modification dans les agens d'excitation, cette impression de la fibre ne constitue pas la maladie proprement dite; la fibre peut rester saine dans sa texture, dans sa composition, et n'éprouver de changement que dans son mode de vie; ainsi dans le Lombago déterminé par la suppression d'une transpiration, la fibre n'est certainement pas altérée; les souffrances, quelquefois très vives, qu'on éprouve, ne sont point dues à des altérations de tissu, mais bien aux engouemens, aux engorgemens qui résultent de la perturbation trop brusque de toutes les fonctions sécrétoires, excrétoires et circulatoires.

Quoique les affections des voies aériennes qui sont la suite d'un refroidissement puissent être accompagnées de lésions de tissu, de déchirures des vaisseaux pulmonaires, ces affections ne consistent pas dans des irritations primitives, mais dans le trouble qu'éprouve la circulation et dans les accidens qui en résultent. C'est par suite de ce trouble que le poumon s'engorge et que les sécrétions pleurales sont modifiées.

Ce n'est donc pas, comme on le croit, l'irritation qui appelle le sang vers la poitrine ; la Pneumonie n'est donc point une congestion fluxionnaire ; le sang n'a pas été, comme on le dit, appelé, attiré par la surexcitation vitale : il a été refoulé ; le refoulement a causé des ruptures, et le sang s'est épanché ; voilà la maladie. Cela se conçoit parfaitement ; la température du corps étant élevée, toutes les fonctions sont en rapport, en équilibre avec cette température ; mais si dans cet état on est exposé tout-à-coup à un air très-froid, qu'arrivera-t-il ? la circulation sera brusquement troublée par la contraction de la fibre dans les parties refroidies ; et comme la périphérie du corps reçoit les premières impressions du froid, c'est vers cette partie que la circulation est d'abord ralentie. Les capillaires de la peau sont resserrés et les fluides refoulés vers les organes internes qui reçoivent plus de sang qu'ils n'en perdent dans un temps donné ; de là les engorgemens.

Ainsi, d'après cette explication, qui est l'expression des faits, la Pneumonie, comme nous l'avons déjà dit, est une maladie de cause mécanique ; les lésions de tissu, les déchirures qui donnent lieu aux épanchemens de sang, sont des lésions par suite de violences, et non par suite d'altération des tissus; et c'est une erreur grave que de regarder la Pneumonie comme le résultat d'un état inflammatoire.

Pour les partisans de l'irritation, toutes les maladies sont locales, et consistent dans une congestion déterminée par la surexcitation vitale qui appelle, qui attire les fluides et les fixe sur le point qui est le siége de l'exaltation de la vitalité. Mais qui exalte la vitalité ? qui détermine l'irritation des tissus ? Il faut une cause, une *épine*, sans cela point d'irritation. Eh bien ! nous connaissons les causes, nous savons comment elles agissent, et d'après ce que nous avons vu, rien dans les maladies ne ressemble à une irritation inflammatoire, à une altération primitive des tissus. Quelle que soit la cause qu'on imagine, on n'obtiendra pas l'état maladif qu'on veut traduire par l'expression *inflammation congestive*.

Nous avons bien réfléchi à la théorie de l'irritation que quelques praticiens trouvent si satisfaisante; nous avons bien médité cette théorie; nous n'avons pas trouvé qu'elle fût une représentation fidèle des faits : nous la considérons, au contraire, comme une erreur, et nous disons que l'état qu'on veut traduire n'existe pas; c'est-à-dire, qu'il n'est pas une maladie qui consiste dans une congestion inflammatoire proprement dite. Quelle est, nous le demandons, la maladie qu'on pourrait, avec quelque apparence de probabilité, démontrer consister dans un état congestionnaire? Nous ne disons pas, qu'on le remarque bien, qu'il n'y a pas de maladie avec gonflement, tuméfaction, comme dans le Phlegmon, le Furoncle, l'Erysipèle. Nous accorderons encore, si l'on veut, qu'il y a dans ces maladies, de l'irritation, de l'inflammation; mais nous nions qu'elles consistent seulement dans l'accumulation des liquides, sur le point qui est le siége du mal.

Il y a dans les maladies que nous venons de citer un levain, une épine, qui donne à chacune d'elles un caractère spécial. Si l'action de l'épine consistait seulement dans l'exaltation de la vitalité et dans l'appel des fluides, les maladies ne différeraient que du plus au moins, que par une accumulation plus ou moins grande des fluides; mais elles diffèrent sous des rapports bien plus essentiels : ainsi, jamais le Furoncle ne sera con-

fondu avec le Phlegmon, même par les personnes
les plus étrangères à la médecine, tant ces deux
maladies diffèrent; et cette différence tient à la
différence des causes, car c'est la nature de la
cause qui détermine la nature de la maladie.
Ainsi dans le Furoncle, la nature du venin est
telle, que la guérison ne peut s'obtenir que par
son expulsion; tandis que l'on voit quelquefois le Phlegmon se terminer par résolution.
C'est qu'il y a dans le levain furonculeux un
principe tout-à-fait incompatible avec la vie de
nos organes, un principe que l'action vitale ne
peut détruire, user; il faut qu'il soit expulsé.

Ainsi le Furoncle ne consiste pas dans une
congestion; mais dans la présence d'un levain
qui, en se combinant avec les fluides, les altère,
les décompose, en forme des corps étrangers.
Ce sont ces composés hétérogènes, empoisonnés,
qui constituent réellement la maladie, et donnent
lieu au gonflement qui se termine toujours par
suppuration.

C'est bien mal comprendre les phénomènes
de la vie, les actes fonctionnels, que de penser
que les fluides sains se dérangent de leurs cours
pour s'accumuler sur un point, attirés, par nous

ne savons quelle force, appelée exaltation vitale. Sur quoi, du reste, repose cette assertion? Aucun fait pathologique ne dépose en sa faveur. Les gonflemens et les collections de liquides sont, en général, des épanchemens déterminés par une altération dans les sécrétions et les absorptions (1), ou par un trouble dans l'équilibre des mêmes fonctions, comme les épanchemens qu'on trouve dans les séreuses; ou bien, enfin, sont dus à des ruptures de vaisseaux, comme nous l'avons prouvé pour la Pneumomie par suite de refroidissement. On dira, nous le savons, que les modifications qu'éprouvent les sécrétions et les absorptions sont causées par l'exaltation de la vitalité; mais cette assertion est hasardée, et des plus fausses, comme nous allons le démontrer, et nous prendrons pour exemple la Pleurésie.

Les séreuses sont regardées comme les tissus les plus inflammables de l'économie ; et l'on pense que dans la Pleurésie les fluides sont attirés vers les plèvres, par l'exaltation de la vitalité que l'on suppose portée au plus haut point dans ces membranes. Eh bien ! cette explication est tout-à-fait

_______________

(1) Nous n'entendons point parler des Anévrismes, des Varices, etc.

inexacte; les choses ne se passent point comme
on se plaît à le dire, et comme on l'a cru assez
généralement jusqu'à ce jour; c'est-à-dire, que
les fluides ne sont point attirés, appelés vers
les plèvres; ils y sont refoulés, comme dans la
Pneumonie, par refroidissement. Qui déterminerait, d'ailleurs, l'exaltation de la vitalité, et qui
appellerait les fluides sur les plèvres? Car ses membranes sont saines et dans l'état normal, jusqu'au
moment où, repoussés de la périphérie du corps,
les fluides se portent vers les organes internes,
les engorgent, les congestionnent. Mais, comme
on le voit, le phénomène congestionnaire s'opère
par un mécanisme bien différent de celui indiqué
dans la théorie de l'irritation, c'est-à-dire, que
les fluides ne sont point attirés, appelés sur les
plèvres; ils y sont refoulés.

Tel est, à notre sens, le mécanisme, si nous
pouvons parler ainsi, de la Pleurésie à son début;
les choses ne peuvent point se passer autrement.
Comment se forme ensuite l'épanchement pleu-
rétique? est-ce par suite d'irritation, de surexcitation vitale? on peut à cet égard faire toutes les
suppositions que l'on voudra, nous y attachons
peu d'importance; car, comme nous l'avons déjà

dit, nous ne tenons pas aux mots, mais aux
choses, dans lesquelles nous cherchons à voir le
plus clair possible, en nous dégageant de toute
idée préconçue. Il résulte de l'examen auquel
nous venons de nous livrer, que la Pleurésie n'est
point une congestion inflammatoire, ayant pour
point de départ une surexcitation vitale de l'organe pleural, c'est tout ce que nous nous proposions pour le moment; quant à ce qui est de
déterminer comment se produit l'épanchement,
on peut en donner plusieurs explications également probables : l'on peut dire que par suite de
l'accumulation des liquides sur la séreuse pulmonaire, les sécrétions sont augmentées, et excèdent
les absorptions; mais on pourrait dire aussi, que,
par suite du refroidissement, l'absorption est
diminuée ; enfin on pourrait dire encore, que, par
l'accumulation des fluides sur la plèvre, les fonctions sécrétoires sont modifiées vicieusement, et
que les produits altérés dans leur nature, dans
leur composition, ne sont plus aussi absorbables,
qu'on nous passe cette expression, de telle sorte
que les sécrétions excédant les absorptions, il
doit en résulter un épanchement dans le sac
pleural.

Ces trois suppositions sont également soutenables, et peut-être les trois circonstances que nous venons d'indiquer concourent-elles à produire l'épanchement séreux.

Ainsi, les deux maladies que l'on regarde comme les plus inflammatoires, dans la théorie de l'irritation, la Pneumonie et la Pleurésie, sont simplement des maladies de causes mécaniques.

Beaucoup d'autres maladies classées parmi les inflammations congestives n'ont peut-être pas non plus d'autres causes qu'un trouble de circulation, qu'un obstacle au cours des fluides : ainsi l'hydropisie ascite, et surtout l'Anasarque. Et dans tous les cas, ces maladies ne sont point des congestions, des fluxions, dans le sens qu'on donne à ces mots dans la théorie de l'irritation ; l'accumulation des fluides ne se fait point dans les organes destinés à les contenir ; ce qui constitue la maladie ce sont les épanchemens, les exsudations hors des voies circulatoires, et qui peuvent être attribuées à une altération des sécrétions ou des absorptions, et même à ces deux causes réunies. Les maladies dont nous parlons peuvent avoir aussi, pour cause, une altération plus ancienne des fluides ; il se pourrait que dans l'Anasarque, par exemple, l'épanchement ou l'exsudation des fluides dans les trames cellulaires fût causée par une modification que les fluides auraient éprouvée dans leur composition. On conçoit qu'un changement dans la nature des liquides pourrait amener un trouble dans les sécrétions et les absorptions, de telle façon qu'il n'y eût plus équilibre entre ces deux fonctions, et qu'il en résultât une collection de liquides dans les lames du tissu cellulaire; de là l'Anasarque.

Quelle que soit la maladie qu'on veuille étudier, la théorie de l'irritation n'est pas soutenable; elle s'écroule et disparaît au moindre examen sérieux des phénomènes de la vie; et comment en serait-il autrement? tout est vague et conjectural dans cette théorie; on part d'une pure hypothèse, qu'on ne peut expliquer que par des suppositions; ainsi on dit : la maladie est une congestion morbide déterminée par l'exaltation de la vitalité. En quoi consiste cette exaltation, comment la conçoit-on? on n'a pas cru devoir en donner aucune explication; on s'est contenté d'assertions, sans chercher à les étayer d'aucun fait théorique.

Pour ce qui est de la congestion, il est bien évident qu'on la suppose toujours formée par

les fluides naturels , sans avoir égard aux causes;
c'est-à-dire, que l'on ne croit pas que celles-ci
agissent autrement qu'en appelant les fluides ,
sans leur imprimer aucune modification, sans
les altérer; toute leur action est supposée porter
sur les solides, et c'est par la réaction de ceux-
ci que les fluides sont appelés, attirés, et se
réunissent sur le point exalté. Ainsi dans le système du solidisme, on ne considère point les
causes sous le rapport de leur nature, mais seulement sous le rapport de leur intensité; on
parle des modificateurs en général, sans tenir
compte de leur variété, et leurs effets sont toujours rapportés à une action purement mécanique, qui consiste à réunir les fluides en collections congestives.

De même qu'on n'a pas cru devoir dire en quoi
consistait l'exaltation de la vitalité, on n'a pas
cru nécessaire d'expliquer comment et pourquoi
les fluides accouraient sur le point où la vie était
exaltée; et cependant, ce phénomène de l'accumulation des fluides est, pour le solidisme, toute
la maladie; il nous semble que sous ce rapport
il méritait une explication théorique. Lorsqu'on
avance des faits dont on ne peut démontrer l'exis-

tence, des faits surtout qui ne pourraient avoir
lieu que par le renversement, si nous pouvons
parler ainsi, des lois d'après lesquelles s'exécutent les fonctions circulatoires, on devrait au
moins nous dire comment s'opère ce renversement. On dit bien que, lorsqu'un point est irrité,
les fluides accourent de toutes parts sur ce point
et l'engorgent. Il en est même, et nous ne croyons
pas être dans l'erreur, qui ont dit que c'était
par une prévision de la nature que les liquides
se portaient vers le point attaqué, menacé. Ce
serait là une singulière prévoyance que celle qui
porterait un secours le plus souvent funeste.
Mais ce n'est point ainsi que les choses se passent,
nous pensons l'avoir démontré d'une manière
péremptoire pour la Pneumonie et la Pleurésie.
Nous pourrions donner des explications aussi
satisfaisantes pour les autres maladies.

Supposons le Phlegmon, que les solidistes prennent souvent comme type de l'inflammation
congestive. Cette maladie n'est point une fluxion
inflammatoire, la collection de liquide qui forme
la tumeur n'est point le résultat d'un appel, d'une
attraction de fluides, mais un dépôt. En effet, le
Phlegmon est toujours une maladie sous-cuta-

née, et quelquefois logée assez profondément dans les muscles. La cause est inconnue, mais quelle qu'elle soit, cette cause a pour véhicule les liquides qui la transportent et la déposent sur les parties où nous voyons la tumeur. Ainsi ce sont les liquides qui sont d'abord le siége du levain phlegmoneux (1), cela est incontestable; mais quelle cause peut être ainsi déposée sous la peau, ou au milieu des couches musculaires? ce ne peut être qu'une cause matérielle, un venin, quelque chose enfin qui joue le rôle d'épine. Eh bien! comment peut agir cette épine que, pour faire au solidisme toutes les concessions possibles, nous supposerons non vénéneuse et sans action chimique sur les fluides, comment, disons-nous, peut agir cette épine, quels effets doivent signaler sa présence?

Beaucoup de faits analogues peuvent aider à se représenter le fait que nous voulons traduire ici. Qu'on suppose une épine enfoncée dans les tissus, il en résultera de la douleur et de la tuméfaction; mais cette tuméfaction ne sera point due

_____

(1) Nous parlons du Phlegmon *essentiel*, et non point de celui qui serait dû à une cause connue.

à l'appel des fluides, elle sera due à un peu d'é-
panchement déterminé par les lésions de tissu,
les déchirures produites par le corps étranger,
et au trouble qu'éprouvent les parties lésées, et
avec lesquelles le corps étranger est en contact :
car il est bien certain que les fonctions vitales
des atomes pressés par l'épine sont troublées, les
sécrétions et les absorptions doivent nécessairement être modifiées ; quelle peut être cette modification ? Les partisans de l'irritation supposent
qu'elle consiste dans une exaltation de vitalité ;
mais qu'entend-on par cette expression ? quel est
le phénomène auquel on donne le nom d'exaltation vitale ? Veut-on dire que les fonctions de
la vie sont plus actives ? mais on ne voit pas
comment ce surcroît d'activité vitale, dans un
atome, en déterminerait l'engorgement, s'il y a
seulement augmentation de travail. Supposons
que le travail des Reins soit activé, qu'en un
temps donné ils sécrètent davantage, cela
prouve-t-il qu'ils sont congestionnés ? Certainement non ; ils peuvent fournir plus d'urine et
rester libres de tout engorgement ; car s'ils ont
reçu plus, ils ont aussi rendu plus. Cette explication, qui nous semble rationnelle, ne rendrait

point raison des prétendues congestions, c'est-à-dire, qu'en admettant une augmentation de vitalité, ce que nous traduisons par augmentation du travail vital; en admettant, dis-je, cette théorie, nous n'obtiendrions pas une congestion, un engorgement.

Pour obtenir une congestion, il faudrait que les organes reçussent plus qu'ils ne rendraient : mais alors ce ne serait plus une augmentation du travail vital, ce serait, au contraire, une diminution, une suspension plus ou moins grande de ce travail; chaque atome n'élaborant pas, ne se débarrassant pas, en proportion de ce qu'il recevrait, s'engorgerait : mais dans ce cas les actes vitaux seraient troublés, altérés; les fluides, les matériaux de nutrition, d'excrétion, etc., ne subissant pas assez vite les opérations qu'ils devraient subir, stationneraient plus long-temps qu'ils ne le devraient. Voilà comment on peut concevoir que se formerait un engorgement, et l'on voit que l'expression, exaltation vitale, serait bien impropre pour rendre la cause, la force qui accumule les fluides; car d'après ce que nous venons de dire, ceux-ci ne seraient point appelés, attirés, ils seraient arrêtés; et c'est ce qui

résulte réellement de la présence d'une épine.
Si elle séjourne peu dans les tissus, le gonflement
qu'elle a déterminé disparaît plus ou moins
vite, parce que les fonctions se rétablissent ; mais
si le séjour du corps étranger se prolonge trop,
les fluides qui forment l'engorgement s'altèrent,
et passent à la suppuration.

Tels sont, en réalité, les phénomènes que peut
déterminer la présence d'un corps étranger non
vénéneux, et telle est la manière dont se développe le Phlegmon *essentiel*, avec cette différence
que l'épine est un levain, un ferment morbide
qui altère, empoisonne le produit de l'atome
sur lequel il s'est arrêté, implanté. Ce produit,
altéré par la combinaison du virus phlegmoneux,
qu'on nous passe cette épithète, est repoussé par
les parties saines comme ne convenant plus à la
vie, et forme un noyau vénéneux qui agit de
deux manières sur les parties voisines : comme
corps étranger, en les gênant dans leurs fonctions d'une manière mécanique, et comme venin, en altérant les produits qui, repoussés,
comme nous l'avons déjà dit, par les parties
saines, forment une collection dans les tissus. Ce
dépôt de matière hétérogène entraîne l'altéra-

tion des organes qu'il a envahis, par la compression à laquelle il les soumet, puis encore par son influence chimique, comme corps de mauvaise nature. C'est alors que la douleur se fait sentir plus ou moins forte, selon la nature du virus; car il est de petites tumeurs quelquefois très-douloureuses, tandis qu'on en voit de très-volumineuses qui ne causent aucune douleur; ce qui prouve bien que toutes choses égales d'ailleurs, cette douleur n'est pas seulement due à la compression.

La matière altérée qui forme la tumeur doit être considérée comme frappée de mort, et comme devant passer à la suppuration (1); et c'est encore là où se montre l'inexactitude de la théorie de l'irritation, et où se révèle la puissance médicatrice de l'économie. En effet, comment se fait-il que les tissus en contact avec des matières suppurées restent sains, et ne se congestionnent

(1) Malgré tout ce que disent les auteurs, nous avons bien de la peine à croire que le Phlegmon essentiel puisse se terminer autrement que par suppuration. Nous comprenons que des tumeurs, placées peut-être à tort parmi les Phlegmons, disparaissent sans suppuration; mais nous ne pouvons concilier ce mode de terminaison avec l'idée que nous nous faisons du Phlegmon essentiel.

pas ? comment se fait-il que des plaies considérables ne soient pas constamment le siége de
fluxions congestives? comment se fait-il, enfin, que
des corps étrangers né déterminent quelquefois
aucune exaltation ; car il n'est pas rare de rencon-
trer dans les tissus des corps étrangers dont aucun symptôme d'irritation n'avait annoncé la
présence.

Les tissus, sous l'influence des modificateurs
externes, ne sont donc pas aussi inflammables
que le pensent quelques praticiens, lorsque ces
modificateurs ne contiennent rien de spécifique,
pouvant agir comme réactif sur les fluides, et
former avec quelques-uns de leurs élémens des
composés impropres à la vie de nos organes. S'il
en était autrement, si tout corps étranger était
capable de troubler les fonctions vitales en les
exaltant et déterminant de l'irritation et des congestions morbides, les plaies seraient toujours
accompagnées de gonflemens congestionnaires,
et la guérison serait fort difficile. D'après la théorie de l'irritation, l'on ne comprend pas comment l'exaltation vitale pourrait cesser, comment
la fluxion pourrait disparaître.

Ce que nous venons de dire du Phlegmon,

nous le dirions, à plus forte raison, du Furoncle et de l'Anthrax; nous le dirions de toutes les tumeurs en général : des Loupes, du Squirrhe, des Tubercules, etc.; nous ferions voir qu'aucune tumeur n'est due à une fluxion, dans le sens de la théorie de l'irritation ; mais bien à un dépôt résultant de l'altération de la nutrition.

La plupart de ces tumeurs sont des collections de matières frappées de mort, comme nous l'avons déjà dit, et qui passent nécessairement à la putréfaction ; elles se développent généralement par juxta-position; c'est un véritable dépôt de matières étrangères.

Il en est d'autres, au contraire, qui sont des productions organisées, et semblent se développer par intus-susception, telles sont les excroissances polypeuses (1) et verruqueuses, etc.; ce sont là de véritables productions parasites qu'il serait difficile d'expliquer d'après la théorie de l'irritation; ce sont des dépravations vitales, si cette expression nous est permise.

Si les maladies dont nous venons de parler et

(1) On dira peut-être que les Polypes ne sont point des tumeurs ; aussi ne les citons-nous que comme des développemens contre nature.

qui sont les plus favorables à la théorie de l'irritation, sont réfractaires à cette théorie, lorsqu'on
se livre à un examen tant soit peu sérieux des
phénomènes qui accompagnent le développement
de ces maladies, que dirons-nous des maladies
dont la cause et le siége nous échappent : ainsi
les fièvres d'accès, les affections dites rhumatismales, goutteuses? etc.

D'après ce que nous venons de dire de quelques affections locales, et surtout d'après ce
que nous avons dit des causes morbides, nous
croyons inutile d'entrer dans aucun détail pour
démontrer l'invraisemblance et la fausseté des
théories du solidisme, appliquées à l'explication
des fièvres et de toutes les autres maladies internes si peu connues encore.

On s'abuse sur la sensibilité de nos organes,
notre fibre n'est point aussi irritable qu'on se
l'imagine; qu'on observe l'effet des poisons; ceux
qui agissent sur les tissus ne déterminent pas à
beaucoup près des accidens comparables à ceux
qui agissent sur les fluides, et qui ne laissent aucune trace de leur passage sur les solides. Les substances les plus corrosives et les plus caustiques,
qui désorganisent promptement et profondément

les tissus, ne donnent jamais la mort aussi subitement que les poisons qui agissent comme réactifs sur les fluides, et peut-être sur le principe de la vie même.

L'acide sulfurique concentré et l'acide nitrique, introduits dans l'estomac, peuvent tuer par les désordres organiques qu'ils détermineront, comme ferait, par exemple, l'eau bouillante. On succomberait à la douleur, aux désordres fonctionnels, comme on succombe à des violences extérieures, mais nullement par suite d'une inflammation congestive.

Veut-on encore d'autres exemples du peu d'influence que les lésions de tissu ont sur la vie, lorsque la cause de ces lésions n'est point un principe vénéneux réagissant sur les fluides; ce sont les plaies rongeantes, quelquefois très-étendues, que des sujets portent pendant des temps fort longs, sans que la santé générale en soit affectée; ce sont ces blessures avec perte de substances qui guérissent quelquefois comme par enchantement. Il n'est pas rare de voir des individus mutilés, couverts de blessures, qui ont guéri sans trouble dans la santé générale. Nos champs de bataille en ont offert d'assez nombreux exemples.

Les lésions de tissu ont par elles-mêmes peu
d'influence sur la santé générale, à moins qu'elles
n'affectent quelques organes essentiels à la vie.
Dans les autres cas, la gravité vient des accidens
consécutifs, accidens qui sont en raison du siége
des lésions et des dispositions morales et physiques du malade : on sait que tandis que des sujets résistent à d'effroyables mutilations, d'autres
du même âge, et dans les mêmes conditions hygiéniques, succombent à de très-légères blessures.

Les solidistes rapportent tous les accidens consécutifs à des complications phlegmasiques : ainsi
ils regardent les dérangemens, les troubles qui
surviennent dans les voies digestives, comme
des Gastrites ou Gastro-entérites ; c'est une erreur grave. Comment veut-on que l'amputation
de la cuisse, par exemple, détermine une inflammation de l'estomac ou du tube digestif, surtout
dans un moment où le malade est soumis à un
régime sévère ? Il est une explication plus rationnelle et plus conforme aux phénomènes symptomatiques qu'on observe ; que voyons-nous généralement chez les blessés qui font craindre des
terminaisons fâcheuses ? nous voyons un moral
affecté, des plaies d'un mauvais aspect, donnant

un pus de mauvaise nature, des chaires molles, une peau décolorée, une fièvre continue, de la diarrhée. Tous ces symptômes appartiennent à une profonde altération des fluides, et non point à un état inflammatoire. Les dérangemens qui surviennent vers les voies digestives ne sont point dus à une réaction phlegmasique; mais bien à l'influence morale, au découragement et à la mauvaise élaboration des fluides qui se vicient de plus en plus, la nutrition se faisant de plus en plus mal; la plupart des malades qui succombent à ces diarrhées colliquatives, à ces fontes séreuses, n'offrent à l'autopsie que des organes pâles et décolorés; et cependant les esprits préoccupés d'idées systématiques veulent trouver des signes d'inflammation, et à défaut de rougeur ils cherchent des ramollissemens; et c'est toujours vers le tube digestif que sont dirigées les recherches; et c'est toujours sur la muqueuse de cet organe que l'on veut trouver la cause de la mort.

On se trompe fort sur la sensibilité de l'appareil gastro-intestinal, et sur ses réactions à la suite de lésions ou blessures. Les idées que l'on a sur ce point sont si peu d'accord avec les faits,

qu'on voit des sujets porter des tumeurs cancé-
reuses, dans l'estomac même, pendant des temps
fort longs, sans éprouver d'autre trouble qu'un
peu de gêne après le repas; et à moins que ces
tumeurs ne soient placées à l'orifice pylorique,
et ne ferment cet orifice, on voit quelquefois les
malades n'éprouver de dérangement un peu
grave que lorsque la suppuration est établie. On
a même vu des malades ne succomber que lorsque l'estomac était tout-à-fait cancéreux et dé-
sorganisé. Comment accorder ces faits avec la
sensibilité qu'on suppose aux organes digestifs,
et avec le danger des lésions de cet organe?
Comment se tourmenter pour constater un peu
de rougeur ou de ramollissement sur quelques
points de la muqueuse digestive, lorsqu'il est
bien démontré qu'on peut vivre de longues années avec une tumeur quelquefois très volumi-
neuse dans l'estomac ou les intestins.

En supposant une relation entre l'accident qui
aurait amené la mort, et la rougeur qu'on croi-
rait remarquer sur les organes digestifs, que
pourrait-on en conclure? Aucune observation
n'autorise à penser que la mort puisse avoir été
causée par les désordres déterminés par l'effet de

cette rougeur ; tout ce que l'on pourrait dire, c'est que la cause de la mort est la même que celle de la rougeur.

Qu'on introduise dans l'estomac une substance capable de déterminer les mêmes accidens qu'on produirait à la peau au moyen d'un vésicant, il n'en résulterait pas des troubles aussi grands qu'on le pense. N'a-t-on pas vu des personnes avaler des poisons corrosifs, tels que les acides sulfurique et nitrique, sans qu'il en soit résulté autre chose que quelques jours de maladie. Ce tube digestif que l'on croit si sensible aux blessures, n'en présente-t-il donc jamais qui guérissent très-bien? et les anus artificiels qui s'établissent par suite de gangrène d'une portion d'intestin. Comment expliquera-t-on les faibles dérangemens de la santé générale, qui accompagnent quelquefois ces accidens locaux? cependant il y a bien là inflammation, dans le sens qu'on donne à ce mot. Il faut expliquer le peu de troubles généraux, par l'absence d'un virus, par la non altération des fluides.

Nous pensons en avoir dit assez pour démontrer combien était invraisemblable, erronée même, la théorie de l'irritation. Nous n'irons pas plus loin. Peut-être trouvera-t-on que nous nous sommes beaucoup appesanti sur quelques points; peut-être aussi nous reprochera-t-on quelques répétitions de détails ; nous avons cru ne pas pouvoir en trop dire sur un sujet aussi important, sur un sujet qui est toute la médecine; il fallait donc, pour lever tous les doutes, entrer très-avant dans la question, et discuter jusqu'aux moindres détails théoriques.

Si nous avons été assez heureux pour nous faire bien comprendre, nous aimons à penser que tout lecteur reconnaîtra avec nous que la théorie de l'irritation est une erreur, que les maladies ne sont point des congestions morbides déterminées par une exaltation vitale, mais bien des altérations d'humeurs, déterminées par des troubles fonctionnels.

Cela posé, comment doit-on combattre les maladies ? quelle est la meilleure méthode générale de traitement? et d'abord, recherchons comment peut s'opérer la guérison ; cette appréciation peut nous conduire aux indications thérapeutiques.

Pour comprendre quelque chose dans le rétablissement de la santé, il faut observer ce qui se passe dans les guérisons spontanées, c'est-à-dire, dans les guérisons qui s'opèrent en l'absence de tout traitement et par les seules ressources de la nature.

Dans les guérisons, voici ce que l'on observe : la maladie, pendant un certain temps, semble faire des progrès, les jours du malade semblent de plus en plus compromis ; il arrive quelquefois à un tel état de dépérissement qu'on s'attend à chaque instant à le voir succomber; puis tout-à-coup et au moment où l'on désespère le plus, tout change, un mieux se manifeste et s'accroit à chaque instant; le malade guérit et quelquefois très rapidement.

Que s'est-il passé? une cause menaçait la vie, qu'est-elle devenue? car de quelque manière que l'on considère une maladie, on ne peut la concevoir sans une cause qui tend à détruire la vie, ou, si l'on aime mieux, à détruire cet ensemble de fonctions qui constituent la vie. D'une autre part, l'action vitale présente une somme de résistance plus ou moins grande, cela ne peut être méconnu ; à mesure que la maladie se prolonge, cette résistance doit diminuer, toutes les fonctions nutritives étant plus ou moins suspendues, altérées; si donc la cause morbide conservait la même intensité, la vie devrait nécessairement s'éteindre; mais loin de là : dans le moment où elle semble s'échapper, souvent on la voit se ranimer; donc la cause morbide a perdu de sa puissance, elle a disparu ; mais comment, par quel moyen cette cause a-t-elle pu être détruite, en l'absence de tout traitement, souvent en l'absence de toute nourriture, et dans des conditions très-défavorables? Il faut bien admettre ici une résistance vitale, une puissance médicatrice organique; il faut bien accorder que la vie s'est débarrassée de la cause morbide, soit en l'usant, la décomposant, soit en l'expulsant; et ce qui vient à l'appui de cette opinion, c'est que souvent le mieux se manifeste après une crise expulsive, après une forte sueur, des vomissemens, ou un dévoiement.

De ces faits nous devons tirer cet enseignement, que pour aider à la guérison des maladies, il faut agir pour diminuer la puissance du mal, aider la vie à lui résister, et surtout ne rien faire qui puisse diminuer sa force de résistance. Or, tout ce qui ne serait point utile pour diminuer le mal, ou soutenir les forces vitales, serait nui-

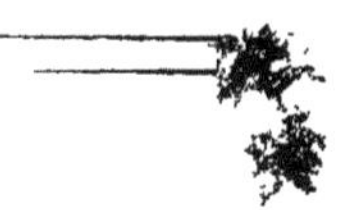



sible et fatiguerait inutilement le malade. On ne doit donc rien administrer d'une manière hasardeuse, rien faire sans être certain de l'utilité.

Quel est, dans l'état de la science, le meilleur mode de traitement, la meilleure méthode générale? Question grave, que nous examinerons dans un second opuscule, complément de celui-ci.

FIN.

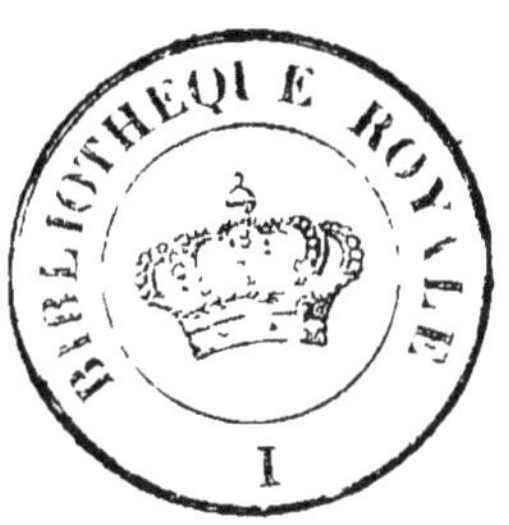

# CONSIDÉRATIONS

## GÉNÉRALES

SUR

# L'ÉTAT DE LA MÉDECINE.

Deuxième Partie.

# CONSIDÉRATIONS GÉNÉRALES



## L'ÉTAT DE LA MÉDECINE.

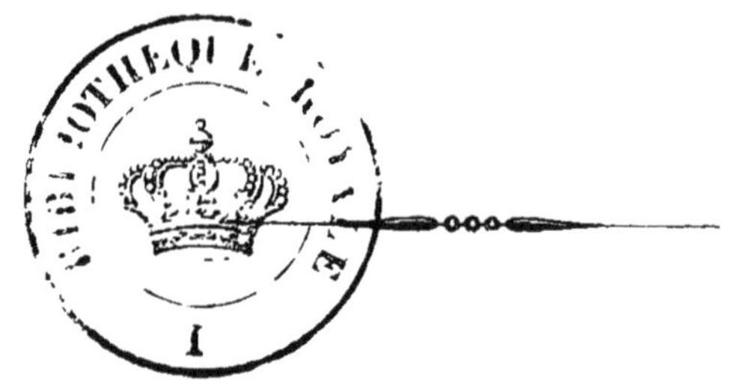

Dans la première partie de cet ouvrage, publiée l'année dernière, nous avons démontré que la théorie de l'irritation était une erreur; que les maladies ne sont et ne peuvent être des irritations et des inflammations congestives, mais bien des altérations de fluides.

En publiant séparément cette première partie, nous avons eu pour but de soumettre à l'examen du public les principes que nous proposons comme bases d'une nouvelle théorie médicale: bien disposé à recevoir avec empressement et reconnaissance les conseils qu'on voudrait bien nous adresser, soit directement, soit indirecte-

ment; car nous n'avons qu'un désir, celui d'être
utile à l'humanité. Mais craignant de nous tromper, et pénétré d'ailleurs de l'importance de notre
sujet, nous avons voulu fortifier nos convictions,
en mettant sous les yeux des savans l'exposé de
nos principes. C'est dans cette vue que nous
avons adressé notre travail aux académies des
sciences et de médecine, à tous les organes de la
presse médicale et à plusieurs journaux poli-
tiques.

Nous avons eu la satisfaction de recevoir les
encouragemens particuliers de plusieurs de nos
confrères, et nous ignorons si, jusqu'à ce jour, il
a été publié quelque réfutation de nos principes
qui, par conséquent, subsistent dans toute leur
force. Deux critiques consignées dans des journaux de médecine sont seules venues à notre
connaissance, et pour que le lecteur puisse bien
les juger nous allons les mettre sous ses yeux.

Nous commencerons par le *Bulletin général de
Thérapeutique Médicale et Chirurgicale*, qui s'exprime ainsi, dans le tome xv, septième et hui-
tième livraisons, octobre 1838 :

« Après avoir lu avec attention l'opuscule
que nous annonçons, on peut se demander si

M. Signoret a bien réfléchi en intitulant son travail assez court, assez léger, *Considérations générales sur l'état de la Médecine.* Ce titre doit nécessairement embrasser un cadre fort étendu, et l'auteur l'a dû beaucoup restreindre. En effet, de pareilles réflexions ne se bornent pas seulement à la médecine clinique déjà fort étendue elle-même, sous le rapport du diagnostic et de la thérapeutique; mais elles doivent encore embrasser la physiologie, l'anatomie pathologique, l'hygiène, la matière médicale : et voyez quel champ immense à parcourir, que de *considérations* importantes, graves, fondamentales, il s'agit d'examiner, d'approfondir, d'élucider, pour en tirer des principes positifs, des faits utiles, enfin des données pratiques; car c'est toujours là où il faut en revenir, sous peine de se perdre dans de vaines conjectures ou des vues théoriques inapplicables.

» L'auteur paraît fort mécontent de l'état actuel de la médecine : « de ces bancs, dit-il, où nous » espérions entendre des préceptes invariables, » nous n'entendons que des opinions contro- » versées; et si nous consultons les anciens, nous » trouvons les mêmes contradictions, les mêmes

» incertitudes. Mais où donc est la science que
» nous cherchons; quelle route peut nous y
» conduire ? » Sans doute, et l'auteur a raison,
car rien de plus facile ici que la critique. Nous
l'avouons sans hésiter: beaucoup de principes
sont douteux, instables, quelquefois même con-
tradictoires; rien de plus certain, et pourtant il
y a une médecine, une vraie médecine, et pourquoi cela ? Parce qu'il y a l'expérience des âges
qui fait, pour ainsi dire, un fonds commun où
chacun va puiser selon ses vues plus ou moins
justes, selon ses moyens plus ou moins étendus.
L'auteur de ces considérations dit « qu'il faut
» avant toutes choses bien observer les phéno-
» mènes et tâcher d'en saisir les causes; car ce
» n'est qu'à l'aide de cette connaissance qu'on
» peut avoir une théorie qui soit une traduction
» de la vérité. » Mais qui donc oserait nier de
pareilles assertions ? Ce sont là de ces vérités si
vraies, pour ainsi dire si rebattues, qu'on peut les
considérer comme des lieux communs. Il en est
de même quand on lit « que bien des choses nous
» échappent dans les maladies; que toute notre
» thérapeutique n'est au fond qu'empirisme ;
» que la conservation de la santé dépend du

» parfait accomplissement des actes vitaux nu-
» tritifs. »

» Nous ne pensons pas qu'aucun médecin ait
jamais contesté ces propositions; l'essentiel serait de *bien observer les phénomènes*, mieux qu'on
ne l'a fait jusqu'à présent, et *tâcher d'en saisir
les causes*, ce qui n'a été fait qu'imparfaitement,
ou plutôt ce qui n'a encore été qu'ébauché. Or,
l'auteur nous permettra de croire que lui-même
n'en est pas encore là; car s'il est aisé de blâmer
les principes de la science, rien n'est plus difficile que d'en établir d'autres qui soient l'expression réelle et incontestable des faits.

» A dire vrai, nous craignons que M. Signoret
ne se soit laissé aller à la séduction d'idées qui
lui ont paru importantes, ou de principes qui
ont grand besoin de la sanction de l'expérience.
Il définit la maladie « un phénomène vital anor-
« mal. » Sans doute, nous serons loin de vouloir combattre cette définition; mais que présen-
te-t-elle de nouveau; comment peut-elle éclairer
davantage la science que ce qui a été dit sur ce
sujet et depuis longtemps par nos grands maîtres?
L'auteur insiste pour que l'on connaisse mieux
la matière organisée, la vie, etc.; à merveille,

nous sommes d'accord; et nous attendions de lui quelques éclaircissemens à cet égard; mais en vain. Ce n'est pas tout de se plaindre, il faut encore voir mieux et aller plus loin que les autres; il faut prendre la science à l'extrême du point où elle est arrivée pour la faire cheminer et en reculer les bornes.

» Après avoir formulé les anathêmes de son *credo* médical, M. Signoret combat la doctrine de l'irritation; mais nous pensons qu'il va beaucoup trop loin. Il pose en principe que le point de départ de toutes les maladies est presque toujours une altération des fluides, et dans tous les cas, n'est jamais une inflammation congestive. Or, c'est là précisement ce qu'il fallait démontrer, et ce que l'auteur n'a pas fait. En vain prétend-il que la pneumonie est une maladie de cause mécanique; « que c'est une erreur grave de la regar- » der comme le résultat d'un état inflamma- » toire; » qu'il y a un simple refoulement des humeurs par suite du refroidissement; très peu de praticiens accepteront cette hypothèse comme fondée sur l'expérience, d'autant plus qu'elle manque de faits, de preuves et de développement. En général, l'auteur affirme sans prouver; ce qui abrége et facilite beaucoup le travail, mais ne suffit pas pour le lecteur et encore moins pour le praticien. La médecine est difficile à faire au lit du malade; mais il est tout aussi malaisé d'en poser théoriquement les bases, d'en discuter les principes, d'en appliquer les conséquences. Il faut bien du tems, bien de l'expérience, bien du savoir et de profondes réflexions pour amener à bonne fin cette œuvre difficile. L'opuscule dont nous parlons contient de bonnes choses, mais il reste encore beaucoup à faire pour le rendre complet. Au surplus, l'auteur promet une seconde partie où il traitera, dit-il, de la thérapeutique, objet principal de toute doctrine, parce que guérir ou soulager est la noble fin de l'art.

» Tout en rendant justice à ses bonnes intentions, à son talent et à son instruction, nous l'engageons à appuyer sur une expérience suivie, constante, des opinions qui paraissent assez fondées au premier aspect. Nous ajouterons qu'un bon livre scientifique est un long et laborieux enfantement de la pensée; qu'il faut savoir féconder un sujet par l'étude et la réflexion, le mûrir par un examen, une méditation de chaque jour. M. Signoret a tout ce qu'il faut pour employer cette méthode; s'il la néglige, tant pis pour l'avenir de ses travaux ; comme il le dit lui-même, son écrit ira se perdre dans la masse déjà si considérable des écrits inutiles. »

L'auteur de l'article que nous venons de transcrire trouve notre travail *court, léger* : il se peut que le titre ait éveillé, dans son esprit, l'idée d'un cadre plus étendu que celui dans lequel nous avons cru devoir nous renfermer. Le reproche du reste est loin de nous déplaire; il est tant d'ouvrages qui paraissent trop longs!

Quant au titre, nous avouerons que nous y avons attaché peu d'importance, et nous aurions bien voulu pouvoir nous dispenser d'en mettre un, ne sachant trop lequel prendre : quelques personnes nous proposaient de dire : *Réflexions* ou *Examen philosophique sur l'état de la médecine;* nous avons craint que ces titres ne parussent trop prétentieux. On nous proposait aussi de dire *essais,* etc.; mais ce titre se trouve déjà en tête de tant d'ouvrages. Nous avons préféré *Considérations générales*, et nous ne croyons pas que ce titre exige que nous traitions toutes les branches de la science, d'autant plus que nous avons dit que nous nous proposions particulièrement de rechercher quelle était la nature des maladies, et la meilleure méthode générale de traitement.

On nous reproche d'avoir dit des choses *si vraies, si rebattues, qu'on peut les considérer comme des lieux communs* : nous ne nous sommes jamais abusé au point de croire que nous disions des choses nouvelles et que nous avions fait des découvertes. Nous avons pensé seulement, que parmi les choses connues, quelques unes pouvaient n'avoir pas été étudiées et présentées sous leur véritable point de vue, et nous avons conçu l'espérance que nous pourrions offrir quelques réflexions utiles. Il se peut que nous nous soyons trompé.

En rapportant ce que nous disons touchant la nécessité de bien observer les phénomènes et d'en saisir les causes, notre critique ajoute : *qu'il pense que nous-même nous n'en sommes pas encore là.* Nous ne croyons pas que rien dans notre écrit puisse faire naître l'idée que nous ayons eu cette prétention.

Il se peut que nous ayons attaché à certaines idées, à certains principes, plus d'importance qu'ils n'en méritent; mais nous ne voyons pas sur quel point, sur quelle matière peut porter ce reproche. Quant à ce qui est de reculer les bornes de la science, nous laissons à d'autres le soin de remplir une tâche que nous reconnaissons être au-dessus de nos forces.

Nous arrivons au paragraphe qui touche d'un peu plus près à la question de doctrine qui est pour nous toute la question. Comme on le voit, l'auteur auquel nous avons l'honneur de répondre n'a pas cherché à nous réfuter ; il dit seulement qu'il pense que nous allons trop loin ; et que peu de praticiens accepteront notre hypothèse sur la pneumonie, parce qu'elle manque de faits, de preuves. Mais quelle hypothèse s'appuie sur plus de témoignages que la nôtre? ce n'est point assurément celle de l'irritation.

Dans l'état de la science, il est impossible de fournir à l'appui des théories, des preuves matérielles, positives; si nous possédions de pareils moyens de conviction, toutes les controverses cesseraient bientôt ; mais malheureusement nous sommes encore réduits aux hypothèses, et à défaut de preuves positives, il faut adopter les plus vraisemblables, celles qui réunissent la plus grande somme de probabilité, et semblent satisfaire à plus de besoins. Nous croyons que nos opinions touchant les causes de la pneumonie sont rationnelles, et nous ne voyons pas par quel raisonnement on pourrait les réfuter. Toutefois, nous ne voulons pas dire qu'il n'y ait pas de supposition plus vraie que la nôtre ; il se peut qu'il y en ait une ; mais en attendant qu'on nous l'indique, en attendant qu'on nous la fasse connaître, nous nous en tiendrons à la nôtre, comme plus vraisemblable que toutes celles faites jusqu'à ce jour : au surplus, que le lecteur juge entre notre théorie et celle de l'irritation.

En résumé, notre savant critique ne repousse point nos opinions ; il semble même les admettre, puisqu'il dit qu'*elles paraissent assez fondées au premier aspect.* Seulement il voudrait plus de preuves à l'appui : mais, comme nous l'avons déjà dit, dans l'état de la science, nous ne voyons pas quelles sont les preuves possibles que nous avons négligées, et pour ce qui est des développemens théoriques, nous croyons être entré dans des détails beaucoup plus étendus qu'on ne l'a fait jusqu'à ce jour.

Ainsi, aucune attaque, aucune objection sérieuses ne nous ont été faites, et nos propositions, comme nous l'avons dit plus haut, subsistent dans toute leur force.

Nous remercions bien sincèrement l'auteur de l'article auquel nous venons de répondre, d'avoir bien voulu nous éclairer de sa critique savante, et nous le prions de nous continuer ses conseils que nous recevrons toujours avec reconnaissance.

Nous passons à l'article de la *Revue médicale*, n° de septembre 1838, le voici :

« M. Signoret, partant de l'idée que dans les corps organisés et vivans il y a autre chose que ce que fournit l'analyse physique, ou même anatomique ; autre chose que ce qu'on appelle matière ; regarde cet autre chose comme un levain, un ferment, un principe vital qui , *combiné* avec la matière proprement dite, donne toutes les variétés vivantes , et préside à leur développement et à leur conservation. Nous félicitons M. Signoret des efforts qu'il fait pour arracher la médecine à ses préoccupations matérialistes : nous applaudissons avec plaisir à la tendance de ses idées. Mais nous manquerions à notre devoir si nous ne redressions ce qu'il y a d'inexact dans l'expression de sa pensée. Il est hors de doute qu'il y a dans les corps organisés une force qui'

par son action sur la matière, lui fait opérer les
divers actes que nous observons dans les corps
vivans; mais dire que cette force se *combine* avec
la matière, c'est avoir une idée peu exacte de ce
qui est une force. Une force agit sur la matière
dans les limites de certaines lois, mais elle ne se
combine jamais avec elle. Il est donc inutile de
se demander, comme le fait M. Signoret, p. 45,
dans quelles proportions se font les combinaisons de la matière avec le principe vital, puisque
le principe vital, ou, pour mieux dire, la force vitale ne se combine en aucune proportion avec la
matière. Cette force agit sur la matière, la modifie; elle exerce sur elle une influence déterminée
par certaines lois; mais, je le répéte, elle ne se
combine pas avec elle. M. Signoret eût évité cette
erreur si, au lieu de se servir, pour désigner la
cause inconnue des phénomènes de la vie, des
mots de ferment, de levain, comme synonymes
du principe vital, il eût dit tout simplement : la
force vitale.

» Nous engageons donc M. Signoret à modifier
les termes qu'il a employés, à ne pas se préoccu-
per des criailleries des matérialistes, et à donner
à sa pensée tout le développement qu'elle com-

porte, sans crainte d'être taxé de spiritualisme, comme il le manifeste dans son opuscule.»

A. F.

L'expression *forces vitales* que nous propose l'auteur de la note que nous venons de transcrire, ne rendrait point notre pensée : par les mots *levain*, *ferment*, ou *principe vital,* nous ne voulons pas désigner une force seulement : mais bien ce quelque chose d'insaisissable qui entre dans la composition de la matière organisée.

L'expression *forces vitales* désigne, pour nous, l'ensemble de forces au moyen desquelles s'opèrent tous les actes vitaux connus sous le nom de fonctions vitales ; elle ne pourrait donc remplacer, dans le sens que nous l'avons employée, l'expression *levain, ferment* ou *principe vital.*

L'auteur de l'article auquel nous répondons semble repousser entièrement l'idée d'un agent ou principe vital se combinant avec la matière, et rapporte tous les phénomènes vitaux et la formation de la matière organisée elle-même, aux *forces vitales*; nous croyons que c'est attribuer à ces forces des phénomènes qui appartiennent à d'autres causes, à d'autres affinités, et nous allons tâcher de le démontrer.

Nous ne connaissons les forces que par les changemens, les modifications que nous remarquons dans les corps. Mais il faut distinguer celles-là de ceux-ci dont elles ne sont que les attributs, et sans lesquels elles ne peuvent exister; car les forces n'ont pas une existence propre, indépendante de la matière; mais chaque corps est doué d'une propriété, d'une force, qui tend à se combiner à celle d'un autre corps, d'une force qui attire en même temps qu'elle est attirée, et c'est de ces affinités réciproques que naissent de nouveaux composés, de nouvelles forces. (1)

(1) Il ne faut pas confondre cette force universelle, qu'on nomme attraction, avec la force d'affinité : la première semble être la même pour tous les corps, et s'exerce indistinctement et uniformément sur tous les élémens matériels. La seconde semble être un attribut spécial qui varie comme les corps.

La force attractive appartenant à toute la matière, et chaque corps étant doué d'une force d'affinité spéciale, propre à son espèce, il s'en suit que chaque corps est soumis à deux forces qui s'exercent indépendamment l'une de l'autre; mais avec cette différence, que l'une agit indistinctement sur tous les corps de la nature qu'elle tend à réunir et à confondre, sans rien changer à leurs propriétés spécifiques; l'autre, au contraire, tend incessamment à créer de nouveaux composés : par exemple, la force qui fait adhérer les molécules du marbre est bien différente de celle qui fait combiner l'oxigène et l'hydrogène. Dans le premier cas, deux atomes s'unissent, mais sans se confondre, et sans que cette union change rien à leurs propriétés chimiques; dans le second cas, au contraire, c'est toujours entre deux atomes de nature différente

Les forces qui donnent lieu à la formation d'un nouveau corps sont toujours détruites plus ou moins complètement; mais presque toujours une nouvelle force est créée : par exemple, dans la formation de l'acide sulfurique, les forces qui portent le soufre et l'oxigène à se combiner sont détruites par l'effet de cette combinaison; mais une nouvelle force est engendrée comme attribut caractéristique de l'acide sulfurique.

La force qui résulte de la formation d'un corps nouveau est aussi distincte de celles qui l'ont créée, que le nouveau corps dont elle est l'attribut est distinct de ceux qui l'ont fourni; ainsi, l'acide sulfurique ne ressemble pas plus, par ses affinités, aux forces du soufre et de l'oxigène, que cet acide lui-même ne ressemble à ces deux corps. D'où il résulte que la force qui produit un sel dans lequel entre l'acide sulfurique, ne doit pas être

que l'union s'opère, et le résultat est toujours un composé nouveau, jouissant de propriétés nouvelles. Dans un cas, les atomes réunies peuvent être séparés par une force mécanique; dans le second, aucune puissance mécanique ne peut rompre l'union des molécules combinées : ainsi aucune force physique ne pourrait rompre la combinaison de l'oxigène et de l'hydrogène dans l'eau. Tous les corps de la nature sont soumis à la même force attractive, du moins en apparence; ils ne sont soumis qu'à certaines forces d'affinité.

confondue avec les forces qui ont donné lieu à la
formation de cet acide ; et ne doit pas être confondue non plus avec celles qui ont donné lieu à la
formation de la base oxidée. Les forces qui produisent le sulfate de soude ne sont point celles
qui produisent l'acide sulfurique ou l'oxide de
sodium ; les forces qui donnent lieu à la combinaison connue sous le nom de sulfate de soude,
naissent de la formation de l'acide sulfurique et
de l'oxide de sodium ; elles ne peuvent exister
avant la formation de ces deux corps.

On peut donc poser comme principe que les
forces ou affinités d'un composé quel qu'il soit,
sont produites par la combinaison des forces ou
affinités des élémens qui entrent dans sa composition et qu'elles n'existent point avant la formation de ce composé.

Ainsi donc, les forces dites vitales n'existent
point avant l'union, la combinaison de tous les
élémens qui doivent entrer dans la composition
du corps organisé ; ce n'est qu'après cette combinaison, ce n'est qu'après la formation de la
matière vivante que les forces vitales sont engen-
drées ; elles ne peuvent exister auparavant puisqu'elles ne sont que le produit, le résultat de la

combinaison des forces ou affinités qui donnent lieu à la formation du corps organisé.

Appellera-t-on indistinctement forces vitales les forces qui portent les élémens des corps organisés à s'unir et à se combiner, et celles qui résultent de cette combinaison ? Il nous semble que ce serait jeter de la confusion dans les idées que de désigner, par la même expression, des propriétés différentes ; par exemple, ce serait manquer d'exactitude dans les termes, que d'appeler forces de sulfatisation, les forces qui donnent lieu à la formation de l'acide sulfurique, et celles qui produisent le sulfate de soude ; car, comme nous l'avons démontré, les forces qui portent le soufre et l'oxigène à se combiner sont détruites par la formation de l'acide sulfurique, et la force qui caractérise cet acide ne ressemble en rien aux forces du soufre et de l'oxigène. La force de l'acide sulfurique ou de sulfatisation, qu'on nous passe cette expression, n'existe point avant la combinaison du soufre et de l'oxigène.

De même, avant la combinaison des élémens qui doivent former le premier rudiment de l'être organisé, de l'embryon, il n'existe pas de forces vitales ; car, nous le répétons, on ne peut vouloir ranger dans la même classe les forces qui caractérisent un composé et celles qui ont donné lieu à ce composé : en d'autres termes, ce ne serait que par un abus de langage que les forces qui donnent lieu à la formation de la matière organisée pourraient être confondues avec celles qui sont l'attribut de cette matière, et au moyen desquelles s'opèrent toutes les fonctions qui la caractérisent et la distinguent des corps inanimés.

Aidons-nous encore d'un exemple; car dans une matière si ardue, les exemples, les comparaisons sont d'autant plus utiles, que souvent la pauvreté du langage rend difficile l'expression de la pensée.

On sait que pour obtenir la fermentation panaire, il faut un levain, un ferment ou principe fermentescible, sans lequel la pâte ne lève pas; d'où il résulte que les phénomènes de panification doivent être rapportés à l'union, à la combinaison d'un ferment ou levain avec les élémens qui constituent la farine. Avant cette union, avant cette combinaison, les forces de panification n'existaient pas; et quoique jusqu'à ce jour il ait été impossible d'isoler et de démontrer par l'analyse le principe fermentescible dont nous parlons ici, personne ne le nie, tout le monde l'admet et convient que sans lui il n'y a pas de panification possible; et l'on ne veut pas admettre un germe, un levain vital! on refuse aux phénomènes de la vie, les plus beaux de tous les phénomènes, ce que l'on accorde à la fermentation! c'est, selon nous, se refuser à l'évidence.

Les changemens, les modifications que nous remarquons dans les corps, ne sont point dus seulement, comme semble le penser notre savant critique, à l'action de forces agissant sur la matière d'une manière en quelque sorte mécanique; mais bien à un changement dans les proportions des élémens qui constituent les composés. Tant que ces proportions resteraient les mêmes, on pourrait bien changer la forme ou la consistance d'un corps, mais non ses propriétés chimiques.

Ainsi donc, il est bien évident que les phénomènes que nous avons ici en vue, c'est-à-dire les changemens et les modifications dans la nature et les propriétés des corps, ne peuvent être déterminés par des moyens mécaniques, mais seulement par les forces d'affinité. Qu'on suppose, en présence et dans leur sphère d'action, un atome d'acide sulfurique et un atome d'oxide de sodium ; ces deux atomes vont se confondre et se transformer en un composé nouveau présentant des propriétés nouvelles. Que se passe-t-il, quelle force opère cette combinaison? Est-ce la force de l'acide sulfurique qui agit sur l'oxide de sodium et le change en sel? ou bien est-ce la force de l'oxide qui modifie l'acide et le transforme en sulfate? L'absurdité de ces deux suppositions est trop patente et personne ne les fera. Aucune force ne pourrait produire le corps connu sous le nom de sulfate de soude sans les deux élémens nécessaires, l'acide et la base. La formation de ce composé n'est point le résultat de l'action d'une force sur la matière, mais bien d'un phénomène qu'aucun mot de notre langue ne peut traduire, et qui consiste dans la fusion de deux atomes qui se confondent en un seul et se transforment en un corps nouveau.

Il résulte de ce que nous venons de dire que le mot *force* ne signifie pas une puissance, un agent pouvant s'emparer de la matière et la modifier; mais bien cette propriété, cette espèce de sympathie, si nous pouvons parler ainsi, qui porte les atomes de nature différente à s'unir et à se confondre. C'est ce résultat extraordinaire qui nous donne l'idée des forces que nous appelons d'affinité; nous ne les connaissons pas autrement. Eh bien ! nous le demandons, serait-on dans le vrai en représentant un nouveau composé comme le produit de forces seulement, et ne serait-ce pas donner une idée bien fausse des causes qui opèrent les changemens si nombreux et si variés que nous appelons combinaisons?

Un corps, quel qu'il soit, ne peut varier dans sa nature, ses propriétés chimiques, s'il ne varie dans les proportions de ses élémens constituans; et ceux-ci ne peuvent varier que par addition ou soustraction. Or toutes les fois qu'un corps change dans ses propriétés chimiques, on peut assurer qu'il y a dans sa composition quelques élémens de plus ou de moins.

Les forces qui donnent lieu à des changemens, à des modifications dans la nature des composés, ne doivent point être cherchées en dehors des élémens qui les constituent; mais bien dans ces élémens mêmes, dont elles sont les attributs les plus essentiels, les plus caractéristiques. Par le mot *force*, on ne doit entendre que la propriété *affective*, cette espèce de sympathie qui porte un élément vers un élément de nature différente, avec lequel il se confond et forme un composé nouveau. C'est, en un mot, ce qu'on nomme affinité. Il n'existe pas d'autres forces, ou du moins rien n'autorise à penser que d'autres forces concourent à la formation des composés que nous avons en vue.

Et d'ailleurs, en admettant, même pour un instant, qu'il existe, en dehors des corps, une force *intelligente* pouvant choisir et réunir des élémens divers pour en former des composés, nous ne verrions là qu'un artiste disposant les matériaux qu'il possède, mais ne pouvant rien sans ces matériaux, ne pouvant varier les composés qu'en variant les proportions des élémens qu'il y fait entrer.

Ainsi, dans tous les cas, et quelle que soit la supposition qu'on adopte, on sera toujours forcé de reconnaître que les modifications qu'on observe dans la nature des composés sont dues aux changemens qu'ils éprouvent dans les proportions de leurs élémens constituans, et cette proposition est vraie pour tous les composés, soit organiques, soit inorganiques.

Mais qu'est-il besoin d'aller chercher en dehors des corps une puissance, une force qu'aucun phénomène ne révèle, et de créer des lois pour en régler l'usage et en prévenir les écarts? La nature procède d'une manière plus simple et plus sûre : en créant des élémens divers, et déterminant les limites dans lesquelles ils pourraient se combiner ; le Tout-Puissant a réglé pour toujours le nombre et la variété des composés possibles, chaque élément ne pouvant former qu'un certain nombre de combinaisons.

Nous aurions beaucoup à dire encore : mais nous craignons d'avoir déjà donné trop d'étendue à cette note. Nous l'avouons ; au premier abord, nous ne nous doutions pas que cette question dût nous offrir tant d'intérêt : mais lorsqu'après l'avoir méditée, nous nous sommes demandé ce qu'on entendait par *forces*, nous avons vu s'ouvrir un champ immense, qui nous était encore inconnu, et nous n'avons pu résister au désir d'y faire une courte excursion. Nous devons des remerciemens à l'auteur qui nous a fourni un sujet de méditation aussi intéressant.

Par tous les détails dans lesquels nous sommes entré, nous pensons avoir démontré que, dans tous les cas, nous ne pourrions remplacer les mots : *principe vital*, par ceux de : *forces vitales* ; ces deux expressions ne sont point synonymes pour nous.

Nous croyons aussi que l'auteur auquel nous nous adressons reconnaîtra que nous n'avons point dit et que nous n'avons pu vouloir dire, que les forces se combinent avec la matière ; car nous ne parlons pas de forces, mais bien d'un levain, d'un ferment ou principe vital ; et d'après notre manière de concevoir la formation des composés, il conviendra, nous l'espérons, qu'il nous était permis de nous demander en quelles proportions se faisaient les combinaisons de la matière avec le principe vital, puisque, pour nous, la matière organisée contient autre chose que ce que fournit l'analyse.

Quoi qu'il en soit, et quelle que soit la manière de voir du savant qui nous a fourni l'occasion de cette dissertation, nous recevrons toujours avec reconnaissance les conseils qu'il voudra bien nous adresser.

Nous reprenons notre sujet, et nous allons le poursuivre avec la ferme conviction que nous sommes dans la bonne voie.

Pour compléter nos recherches, il nous reste à déterminer quelle est la meilleure méthode thérapeutique; et c'est ici le point le plus important; car la thérapeutique résume toute la médecine qui se réduit, en définitive, à savoir quels sont les meilleurs moyens de combattre les maladies.

Bien des efforts ont été faits, et bien des théories imaginées, pour donner à la science une base plus fixe et des règles plus certaines; mais, comme nous l'avons déjà dit, toutes les méthodes proposées jusqu'à présent n'étant fondées que sur des erreurs, aucune n'a pu résister à l'épreuve de la pratique. Ce résultat décourageant a fait penser à quelques savans que la médecine n'était point susceptible de systématisation, et que la pratique de l'art ne devait pas être subordonnée à des théories; que l'observation seule devait servir de règle : nous ne sommes point de cet avis; selon nous, la pire des médecines serait celle qui réduirait la pratique à cet empirisme dégagé de tout raisonnement théorique; et nous nous étonnons que des praticiens distingués professent de semblables doctrines.

Pour nous, la vraie médecine, c'est celle qui raisonne ses déterminations, c'est-à-dire , la médecine théorique qui est seule progressive. Qu'ont produit jusqu'à ce jour l'observation empirique et les relevés statistiques? Quels fruits a-t-on retirés de ces milliers d'observations recueillies dans nos hôpitaux avec un soin si minutieux ? Tous ces travaux n'ont conduit, jusqu'à ce jour, qu'à des résultats négatifs; ils n'ont servi qu'à faire douter de la possibilité d'obtenir une bonne méthode.

L'observation est une chose utile sans doute, en tant qu'on a pour objet de rassembler des faits pour les coordonner et en déduire des théories; elle est utile pour éprouver les méthodes et redresser les erreurs théoriques; mais nous ne comprenons pas une pratique qui se bornerait à noter des faits sous le titre d'observations, sans chercher à s'en rendre compte, sans en tirer aucune déduction théorique. C'est cet empirisme que nous repoussons comme ennemi de tout progrès, et tendant à replonger la science dans l'aveugle et déplorable routine de laquelle on a eu tant de peine à l'arracher.

Il n'est point, du reste, aussi facile qu'on le pense, de limiter ainsi l'action de notre esprit et de le renfermer dans le cercle étroit des faits;

malgré nous il s'élancera toujours au dehors pour remonter aux causes des phénomènes qui l'affectent; s'il ne peut les saisir, il les supposera, et c'est alors qu'il imaginera des systèmes.

Il est bien certain que cette manière de procéder est féconde en erreurs; mais l'aveugle routine, l'empirisme offrent-ils plus de garanties ? Non assurément; et il y a cette différence entre les deux méthodes que l'une est progressive, tandis que l'autre est opposée à tout progrès.

C'est donc à tort que l'on crie contre les théories et les systèmes; c'est à ces moyens, c'est à ces créations imaginées pour traduire les phénomènes naturels, que sont dus tous les progrès de nos arts scientifiques et industriels; car , comme nous l'avons dit ailleurs, nous ne créons rien, nous ne faisons qu'imiter, et pour imiter il faut avoir expliqué au moyen de l'induction théorique, et c'est surtout par la puissance d'induction que l'homme se distingue des autres êtres animés. C'est par le besoin inquiet et incessant d'exercer cette belle faculté, qu'il opère ces découvertes qui tiennent quelquefois du prodige; sans cette disposition de notre esprit, sans ce besoin de savoir, Newton n'eût point découvert la gravitation; Galilée, ou plutôt Toricelli, n'eût point deviné la pression atmosphérique.

Loin donc de blâmer les hommes à système, on doit louer et encourager leurs efforts; car ce n'est qu'en cherchant à lier les effets aux causes qu'on peut faire avancer la science; on peut se tromper dans l'explication d'un phénomène; au lieu d'une vérité on peut proclamer une erreur; cependant nous n'avons pas de meilleur moyen de nous éclairer ; et à moins de renoncer à tout perfectionnement, à tout progrès, il faut procéder par la seule méthode rationnelle qui soit en notre pouvoir. Et d'ailleurs, il ne faut pas croire inutiles les recherches qui conduisent à des conclusions même erronées; car souvent l'appréciation d'une erreur fait découvrir une vérité qu'on n'avait pas soupçonnée.

Dans les recherches pour lesquelles nous manquons entièrement de guides, nous sommes forcés de procéder par induction, par supposition. Nous imaginons d'abord une théorie à l'aide de laquelle nous tâchons d'expliquer le phénomène qui fait l'objet de nos recherches. Si cette explication théorique ne cadre pas avec les données

que nous avons sur le phénomène, nous es-
sayons une autre supposition. Mais il arrive
quelquefois que, quoique fausse, l'explication
théorique semble cadrer avec les faits qu'on veut
traduire, et que les résultats de l'application
pratique ne répondent point à la théorie ; alors
tout l'édifice s'écroule. C'est ce qui est arrivé au
système de Brown, à la théorie de l'irritation et
à tous les systèmes imaginés jusqu'à ce jour;
parce que tous reposaient sur des erreurs.

Mais on ne doit pas abandonner les recherches, parce que celles qu'on a faites jusqu'à présent n'ont pas donné des résultats satisfaisans :
car une supposition est vraie; et si elle n'a point
encore été faite, on ne peut pas dire qu'elle ne le
sera pas. On doit donc continuer à parcourir le
champ des suppositions, sans se laisser décou-
rager par l'insuccès; à mesure qu'on avancera,
en procédant toujours par voie d'exclusion, le
champ des recherches diminuera, et l'on se rap-
prochera nécessairement de plus en plus de la
vérité; car chaque supposition nouvelle est une
inconnue de moins dans le problême à la solution duquel on ne doit pas se lasser de travail-

ler ; et tous ceux qui s'en occupent contribuent à la découverte de la grande vérité, objet de toutes nos recherches.

Ainsi malgré les erreurs de Brown, il ne faut pas croire qu'il n'a rien fait pour la science ; il nous a appris que les maladies ne sont point des sthénies et des asthénies ; il nous a appris surtout que dans le plus grand nombre de cas, ses prétendus toniques et fortifians sont des moyens très-dangereux. Ce système étant reconnu faux, c'est une supposition de moins à vérifier. Dans l'examen auquel nous allons nous livrer, pour déterminer quelle est la meilleur méthode thérapeutique, nous procéderons comme nous avons fait jusqu'ici, par voie d'induction, en allant du connu à l'inconnu ; c'est la méthode qui nous semble la plus naturelle, la plus philosophique. Nous partirons donc de la connaissance que nous avons acquise des phénomènes morbides, pour en déduire les moyens propres à les modifier et à les ramener à leur état normal.

Ayant déterminé la nature des maladies, le premier point que nous ayons à fixer, c'est l'indication ; nous chercherons ensuite les moyens de la remplir : mais il ne faut pas oublier que l'indication et la déduction thérapeutiques peuvent être fausses, désastreuses, et cependant paraître très-rationnelles : nous en avons un exemple dans le système de Brown qui voyait partout l'indication des toniques et des fortifians, parce qu'il ne voyait dans toutes les maladies que de la faiblesse. Ainsi tout dépend du point d'où l'on part; en effet, quoiqu'il se trompât, le médecin écossais était conséquent à ses principes; mais ses principes étaient faux, comme nous le démontrerons tout à l'heure, et cela tenait à deux erreurs capitales : Brown se trompait sur la nature des maladies, et sur la propriété des substances qu'il employait pour les combattre.

Jusqu'à ce jour, tous les auteurs, en général, ont mal apprécié l'action des corps étrangers sur l'économie vivante. Préoccupés de l'idée qu'il devait y avoir un remède pour chaque maladie, presque tous ont cherché des spécifiques au lieu de chercher des méthodes. C'est ce qui explique l'empressement avec lequel on s'empare des découvertes, pour en faire des applications à la médecine. En effet, aussitôt qu'un nouveau corps ou un nouvel agent est annoncé, il est transformé en médicament; on l'essaie de toutes les manières, et il est rare qu'il ne soit pas préconisé comme un excellent remède contre certaines maladies. Broussais seul n'a pas donné dans ce travers.

Il est sans doute important de connaître l'action de tous les corps et de tous les agens sur l'économie, afin de savoir user à propos de ce qui peut être utile, et se garantir de ce qui pourrait être nuisible. Mais je crains bien que toutes les recherches, toutes les expérimentations dirigées dans l'intention de découvrir des spécifiques, ne soient long-temps encore sans résultat pour le traitement des maladies. Il y a long-temps que l'on fait de ces applications empiriques; eh bien! nous le demandons, quel fruit en a retiré la science? Les journaux de médecine sont encore remplis chaque jour d'observations de maladies guéries par tel ou tel moyen; et cependant, malgré toutes ces annonces données quelquefois avec une assurance qui semble ne pas permettre le doute, il n'est pas une maladie contre laquelle on possède un antidote certain. Ce n'est point ainsi qu'on doit faire de la science, ce n'est point ainsi que l'art doit procéder; l'emploi d'une substance ne doit point se faire d'une manière empirique et routinière; il doit se régler d'après l'indication de la maladie, et d'après son action bien connue sur l'économie. Employer des substances actives et surtout des poisons, c'est plus que de l'empirisme, c'est de la témérité.

Comment ose-t-on prescrire le sublimé corrosif, le chlorure d'or, etc.? Quelle explication théorique donnera-t-on pour justifier l'emploi de moyens si énergiques? Assurément on ne peut s'autoriser des faits; car bien examinés ils seraient plus contraires que favorables à cette thérapeutique. Quant aux moyens insignifians, comme certaines gelées et pâtes, le bouillon de limaçon, certains sirops, etc. ,nous ne sommes pas moins étonné de les voir prescrire sérieusement comme médicamens, que nous ne sommes surpris en voyant employer des poisons.

Nous l'avons déjà dit dans notre première partie: il ne peut y avoir qu'un seul médicament, mais qui peut être fourni par plusieurs substances; c'est-à-dire, qu'on peut retirer de plusieurs substances des principes qui ont la même action sur l'économie. Nous verrons tout à l'heure quelle doit être la propriété de ces principes médicamenteux; pour le moment nous nous bornons à dire que l'unité d'un médicament résulte tout naturellement de ce principe fondamental d'après lequel nous avons admis que toutes les maladies sont de même nature. Or les conséquences de ce principe sont une indication commune pour toutes les maladies, et des moyens thérapeutiques dont l'action soit identique.

Ces préceptes paraîtront hasardés; ils pourront surprendre ; cependant ils sont la conséquence de toute médecine théorique, et la thérapeutique des Brown et des Broussais est une application de ces préceptes : car tous leurs moyens avaient une action identique.

On se tourmente beaucoup trop à chercher des médicamens ; ils ne manquent pas, ce sont les bonnes méthodes qui manquent; mais pour en obtenir une qui réponde aux besoins de la science, il ne faut pas se borner à considérer les maladies comme des êtres isolés, et devant avoir des antidotes spéciaux. Il faut au contraire les grouper pour en déduire des règles générales de traitement; car il doit rester bien démontré aujourd'hui qu'il n'y a pas de spécifique. Tout prouve au contraire que les dérangemens de la santé ont un caractère commun qui doit les faire

rentrer tous sous la même indication générale;
et si jusqu'à ce jour on n'a pu créer une
bonne méthode, c'est qu'on est toujours parti de
principes faux, et qu'on s'est toujours mépris sur
la nature des maladies; c'est qu'on n'a pas su
voir ce qu'elles avaient de commun.

On a cru que les moyens de combattre les maladies devaient varier comme leur siége, leurs
symptômes; c'est ainsi qu'on a cherché et que
quelques personnes cherchent encore des diuré-
tiques, des anti-scorbutiques, des anti-scrofuleux,
etc. On n'a pas voulu voir que toutes ces maladies sont dues à l'altération des fluides; et
pourtant, beaucoup d'auteurs, à différentes époques, ont entrevu cette vérité; beaucoup, en effet, ont parlé d'humeurs viciées, altérées; on
peut même dire que presque tous les auteurs ont
été forcés d'admettre un principe morbifique,
sans l'expulsion duquel on ne pouvait obtenir
de guérison. Brown, lui-même, dit *qu'il faut donner à la matière morbifique le temps de sortir de
l'économie.* Mais le fait de l'altération des fluides,
et de la présence d'un vice ou venin dont l'expulsion importe à la guérison, n'avait jamais été
admis d'une manière générale, et on n'en avait

surtout jamais su tirer la véritable indication, jusqu'à l'époque dont nous parlerons plus loin. Personne, jusqu'à cette époque, n'avait posé ce principe général, que toutes les maladies sont dues à l'altération des fluides. Aujourd'hui cette lacune est remplie, nous croyons l'avoir démontré d'une manière incontestable; il reste à rechercher quelles sont les conséquences qui doivent découler de ces nouveaux principes.

Avant de commencer ces recherches, nous croyons nécessaire de jeter un coup d'œil sur les méthodes les plus récentes pour en faire ressortir les vices.

La première méthode qui mérite notre attention, à cause du bruit qu'elle a fait à son apparition, et parce qu'elle exerce encore de l'influence sur la pratique de quelques praticiens, c'est la méthode de Brown. Cet auteur avait systématisé la science médicale d'une manière vraiment satisfaisante pour l'esprit, en ce que sa méthode comprenait tous les cas, et semblait ne rien laisser de vague ni d'incertain ; mais malheureusement cette perfection n'était qu'apparente, et l'application de cette méthode fit bientôt reconnaître que Brown s'était trompé, et que sa conception était bien la plus incendiaire qui ait jamais été imaginée; aussi fut-elle bientôt abandonnée. Nous allons donner un court exposé de ce système, pour l'examiner ensuite.

La matière organisée vivante, soit végétale, soit animale, se distingue de la matière brute ou inanimée, par cette propriété remarquable au moyen de laquelle, et sous l'influence de certaines forces, elle exécute tous les actes qui caractérisent la vie. Cette propriété se nomme excitabilité, et les forces ou influences qui agissent sur elle et déterminent les phénomènes vitaux, se nomment incitans ou excitans.

Les incitans ou forces excitantes sont toutes les influences propres à modifier la vitalité; elles sont internes ou externes.

Les forces ou incitans externes sont la chaleur, tous les alimens, les boissons, les assaisonnemens, et autres matières ingérées dans l'estomac, le sang, les fluides qui en sont séparés, l'air, et enfin tout ce qui peut affecter l'organisme.

Les forces ou excitans internes sont la contraction musculaire, l'exercice des sens, l'énergie du cerveau dans la production de la pensée, les passions de l'âme.

La vie cesserait, si l'une ou l'autre des conditions ci-dessus énoncées venait à manquer, c'est-
à-dire, que la vie est tout entière dans la réaction
de l'excitabilité sous l'influence des incitans ou
stimulans.

Du juste rapport entre l'excitabilité et les stimulans résulte la santé; de l'excès ou de l'insuffisance de l'excitabilité dépendent les maladies.

Pour être compatible avec la santé, l'excitation
doit être renfermée dans certaines limites au-delà
desquelles se trouve toujours la maladie. Si l'excitation est trop vive, l'excitabilité s'épuise; elle
s'accumule et languit, si l'excitation est trop faible. Dans le premier cas, l'organisme, manquant
d'excitabilité, serait incapable de supporter les
stimulations extérieures; dans le second, l'insuffisance des stimulans laisse accumuler l'excitabilité qui devient de plus en plus languissante.

Tout ce qui produit quelque action sur l'économie agit en stimulant plus ou moins; toutes les puissances dites sédatives n'affaiblissent
qu'en stimulant plus faiblement, qu'en laissant
accumuler et languir l'irritabilité. Ainsi, il n'existe
point de puissance qui soit réellement sédative,

c'est-à-dire, qui opère d'une manière positive; l'effet qu'elles produisent résulte d'une action négative; comme le froid résulte de l'absence du calorique.

Lorsque l'excitabilité a été épuisée par un sti-mulant, elle peut se réveiller sous l'action d'un autre dont on n'aurait pas fait usage: ainsi, une personne fatiguée par des excès de table, ou par un exercice trop prolongé du corps ou de l'es-prit, pourra ranimer son énergie par une boisson généreuse. Un homme fatigué d'une longue mar-che éprouve du soulagement en entendant de la musique. Mais l'excitabilité usée, consumée par tous ces moyens d'épuisement, ne se peut réparer que difficilement.

L'épuisement qui résulte de l'excès de stimu-lus constitue la faiblesse indirecte, ainsi appelée parce qu'elle n'est pas produite par un défaut, mais par un excès de stimulus.

La maladie qui résulte d'un défaut de stimulus s'appelle faiblesse indirecte, parce qu'elle ne nait pas d'une force nuisible positive, mais d'une soustraction des forces nécessaires à la vie. Ainsi la faiblesse directe vient d'une trop faible dépense d'excitabilité; la faiblesse indirecte au contraire est due à sa trop grande dépense, à son épuisement.

Le défaut de stimulus peut être quelque temps compensé par l'application de quelques autres ; ainsi une personne privée d'alimens et dans un état de langueur sentira ses forces se ranimer en entendant raconter une nouvelle qui lui est agréable.

Le défaut d'excitement, ou l'accumulation de l'excitabilité peut s'accroître au point de causer la mort.

On ne connaît point la nature de l'excitabilité, on ne sait pas comment elle est mise en action par les puissances excitantes; mais tout être qui commence à vivre en possède une certaine quantité qui varie non seulement selon les différens êtres, mais encore dans les mêmes individus, selon l'âge, et les différentes circonstances de leur vie.

Il existe toujours dans l'animal vivant une certaine somme d'excitabilité, sur laquelle agissent, avec plus ou moins de force, les puissances stimulantes.

Le siége de l'excitabilité est la matière nerveuse médullaire et le tissu musculaire, ce qu'on peut appeler système nerveux. L'excitabilité inhérente à ce système ne diffère pas selon les diverses parties qui le composent, et n'est pas composée de parties ; mais elle est une propriété individuelle et uniforme répandue dans tout le système.

Les forces excitantes n'agissent jamais sur une seule partie, mais sur tout le corps, et les remèdes qui font disparaître l'affection partielle n'agissent pas sur elle exclusivement, mais sur le système tout entier. La péripneumonie, par exemple, est une maladie qui dépend d'un excès d'excitation dans toute la machine, combinée avec l'inflammation d'une petite partie de la superficie des poumons. Ils se trompent, les médecins qui pensent que cette inflammation est vraiment l'affection primitive, et qu'une fois celle-ci produite, les symptômes qui se manifestent n'en sont que la conséquence.

Toutes les forces excitantes agissent en augmentant l'excitement de tout le corps ; et les remèdes agissent en le diminuant de même, d'une manière générale.

Toutes les puissances qui nous stimulent agissent sur l'excitabilité de tout l'organisme, et produisent un excitement général, excepté celles qui causent ou éloignent une affection locale.

L'excitement d'une partie ne peut être accru, lorsque l'excitement général est diminué; de même il ne peut diminuer dans une partie, si l'excitement général augmente.

Il n'y a  point d'affection universelle (1) qui ait son siége dans une seule partie; ceux qui rapportent tout l'état morbifique et la principale action de la  cause au symptôme prédominant se trompent.

L'excitement produit par un degré convenable de forces excitantes donne la santé; mais s'il perd son équilibre, c'est-à-dire, s'il est trop fort ou  trop faible, l'opportunité ou prédisposition aux maladies en est la  suite inévitable. Aucune autre condition n'est nécessaire pour posséder une santé parfaite, et il n'existe pas d'autres sources de maladies, parce que l'état simple des solides et celui des fluides suit toujours celui de la santé, comme constitué par un degré déterminé d'excitement. Il s'en suit que l'on ne doit pas diriger le traitement contre l'état des solides

(1) Brown entend par affections ou maladies universelles, les maladies générales.

et des fluides, mais s'occuper à augmenter ou à diminuer l'excitement.

Les solides et les fluides sont formés en premier lieu, et ensuite maintenus par l'excitement, suivant les conditions qui leur conviennent. Leur manière d'être dans l'état sain, comme dans l'état morbide, dépend absolument de l'excitement, et les maladies ne consistent point dans la seule lésion des solides, mais plutôt dans un changement d'excitement survenu en conséquence de cette lésion. La cure ne doit donc pas être fondée sur l'idée de remettre les solides en bon état ; mais de réduire au degré convenable l'excitement de la partie malade; on peut en dire autant des fluides et du sang qui en est la source. Les causes morbifiques n'altèrent leurs fonctions qu'en changeant leur état d'excitement, et les remèdes ne les rendent à leur état primitif de santé qu'en ramenant l'excitement à un degré convenable.

Les maladies universelles qui résultent d'un excitement excessif sont appelées sthéniques, et celles qui doivent leur origine à un excitement défectif se nomment asthéniques. Il n'y a que ces deux seules formes de maladies dont chacune est toujours précédée de la prédisposition ou opportunité.

L'opportunité ou prédisposition est cet état intermédiaire entre la santé et la maladie à laquelle on ne passe jamais brusquement ; on y est d'abord prédisposé par les influences ou stimulans nuisibles.

Il n'y a point de maladies spécifiques. Le médecin en arrivant au lit du malade n'a que trois choses à déterminer : d'abord, si la maladie est générale ou locale ; quand elle est générale, si elle est sthénique ou asthénique, et quelle en est la mesure ; puis ensuite quelle est l'indication ou la base du traitement. Le plus difficile consiste à trouver la juste mesure du stimulus nécessaire, car il ne doit être ni trop fort ni trop faible.

Le seul diagnostic de quelque importance est celui qui apprend à distinguer les maladies générales des maladies locales, ou des affections symptomatiques qui troublent tout l'organisme avec les apparences d'une affection générale.

L'indication curative, dans les maladies sthéniques, est de diminuer l'excitement, et de l'accroître dans les maladies asthéniques, jusqu'à ce qu'on l'ait réduit à ce degré qui est le terme moyen entre ces deux extrêmes, et qui constitue la santé. Il n'y a pas d'autre indication curative pour les maladies générales ou universelles.

Comme les deux diathèses dépendent d'une action identique des mêmes forces nuisibles, l'action des remèdes qui guérissent ou préviennent les maladies de l'une ou de l'autre diathèse est également la même; il s'agit seulement d'en régler l'énergie.

Les mêmes forces débilitantes qui guérissent une maladie sthénique en guériront toute autre de même nature; et les forces stimulantes capables de guérir une maladie asthénique auront le même effet sur toute autre maladie de la même classe.

Les remèdes de la diathèse sthénique sont des puissances ou forces qui excitent avec une énergie plus faible qu'il ne convient pour l'état de santé, et qu'on appelle débilitantes.

Les remèdes de la diathèse asthénique sont, au contraire, des puissances ou forces qui excitent plus qu'il ne convient à l'état de santé, et qu'on appelle puissances stimulantes, pour les distinguer des premières.

Ces puissances ou forces doivent être proportionnées à la violence de chaque diathèse, et de l'affection locale qui l'accompagne. Mais on ne doit pas confier à l'action d'un seul remède le traitement d'une maladie quelconque, grave ou légère, et ce remède ne doit jamais être dirigé sur un lieu particulier, de préférence à tout le reste du système, dans la vaine pensée de retirer quelque utilité de cette direction, comme si ce lieu était le siége de la maladie. L'usage de plusieurs remèdes est préférable à un seul, parce que de cette manière leur énergie est appliquée plus directement sur une plus grande étendue des systèmes organiques, et que l'on opère à la fois plus complètement contre la diathèse prédominante.

Puisque toute maladie générale et toute prédisposition de cette nature consistent dans l'augmentation ou la diminution de l'irritation, et qu'on les dissipe en ramenant cette dernière à un état contraire, il faut, pour prévenir de même que pour guérir les maladies, stimuler ou débiliter, selon les circonstances, et ne jamais abandonner une maladie aux seules ressources de la nature qui ne peut rien sans le concours des puissances externes.

Dans le traitement de la faiblesse indirecte, on doit administrer des stimulans, mais moins énergiques, cependant, que ceux qui ont donné lieu à la maladie; et diminuer, par degrés, la dose et l'énergie de ces moyens, jusqu'au rétablissement de la santé.

On guérit la faiblesse directe, en commençant par le stimulus le plus faible, et l'on augmente graduellement, jusqu'à ce que l'excitabilité soit réduite à un juste degré, et que la santé soit rétablie.

Dans le traitement des maladies, la seule attention qu'on doive porter à la matière morbifique, c'est de lui donner le tems de sortir de l'économie : et soit que cette matière agisse comme les autres excitans, tantôt en stimulant, et tantôt en débilitant ; soit qu'elle donne sa forme particulière à la maladie universelle, en la compliquant d'une maladie locale, l'indication reste la même.

Tel est, en résumé, le système de Brown; un plus long exposé de ce système serait ici déplacé ; cependant nous devons dire un mot sur la manière dont ce praticien considère l'inflammation.

Brown établit une distinction entre l'inflammation produite par une lésion de cause externe,

et celle qui vient d'une cause interne. En général,
il ne considère l'inflammation que comme un
symptôme, que comme un effet de la maladie, et
non point comme la maladie proprement dite.
C'est toujours, pour l'auteur écossais, la diathèse
qui constitue la maladie. L'inflammation locale
qui survient dans une affection générale ne doit
pas être traitée par des moyens locaux comme
serait une blessure, une lésion de cause externe ;
mais par les moyens généraux applicables à la
diathèse qui constitue la maladie.

Ainsi dans la péripneumonie la maladie est due à
la diathèse inflammatoire; une cause externe pourrait avoir lésé les poumons ; cette lésion pourrait s'accompagner d'inflammation ; mais ce ne
serait point là une péripneumonie, pas plus
qu'une inflammation du pied causée par une con-
tusion n'est la goutte ; pas plus que l'œdème des
jambes d'une femme enceinte n'est l'hydropisie.

Beaucoup d'auteurs et de nosologistes ont placé
dans la même classe d'inflammation et considéré
comme des maladies universelles, des affections
très-diverses : la gastrite, par exemple, diffère sous
tous les rapports de la péripneumonie et des autres maladies produites par certains excitans nui-

sibles, locaux. On pourrait être trompé, dans l'appréciation de ces maladies, par les symptômes généraux ; mais si l'on est attentif à rechercher et à observer le développement de la maladie, on ne pourra s'y méprendre, attendu que les affections locales débutent brusquement, tandis que les maladies générales sont toujours précédées d'opportunité ou prédisposition ; c'est-à-dire que les causes qui amènent les maladies universelles ne sont jamais telles, qu'elles fassent passer subitement de la santé à la maladie. Il y a toujours un intervalle plus ou moins long dans lequel les fonctions éprouvent un peu de trouble; on n'est pas malade, mais pourtant on n'est point aussi dispos que dans la santé parfaite ; cet intervalle qui sépare l'état de santé de l'état de maladie est ce que l'on appelle prédisposition ou opportunité aux maladies, et cette circonstance ne s'observe point pour les affections locales qui sont déterminées brusquement par les causes qui y donnent lieu, telles que les blessures.

Brown distingue quatre sortes d'inflammations : deux sthéniques, l'une locale et l'autre générale ; deux asthéniques, l'une également locale, l'autre générale. L'auteur avait-il une idée bien exacte

de l'état qu'il appelle inflammatoire? Comment
conçoit-il l'inflammation générale? comment surtout distinguerait-il l'inflammation sthénique de
l'asthénique? voilà ce qu'il n'explique pas, du
moins pour nous, d'une manière bien claire,
bien satisfaisante, et nous croyons que ses idées à
cet égard étaient plus abstraites et spéculatives
que positives. Ce qu'il y a de certain, c'est qu'il
n'entendait pas l'inflammation comme tous les
médecins l'entendent aujourd'hui.

Nous n'irons pas plus loin, et nous renverrons
au livre de l'auteur, pour plus de développement,
et pour l'application de sa méthode; mais nous
croyons devoir présenter ici quelques réflexions
critiques, pour faire ressortir les erreurs de
Brown et les vices de son système.

Brown établit, pour principe fondamental, que
la matière organisée vivante est douée d'une
propriété au moyen de laquelle, et sous certaines
influences, tous les actes vitaux s'accomplissent.
Cette supposition n'a rien de choquant, elle
nous semble même très-conforme à la raison; il
faut bien admettre dans l'être vivant quelque
chose qui le distingue de la matière morte ou
brute, quelque chose par quoi il sent, est affecté,

et peut réagir sur le monde extérieur : ce sera tout ce que l'on voudra. Mais nous pensons que l'auteur s'égare lorsqu'il veut expliquer les dérangemens de la santé ; en effet, pour Brown, ce n'est point la matière qui est primitivement affectée, c'est cet être de raison qu'il appelle excitabilité ; la matière ne s'affecte que consécutivement, et les désordres qu'elle éprouve ne se peuvent réparer qu'après le rétablissement de l'excitabilité à son état normal.

Le savant professeur d'Edimbourg présente l'accumulation de l'excitabilité comme pouvant causer la mort ; mais cette accumulation suppose nécessairement une reproduction ; sans cette condition on ne pourrait pas expliquer les variations dans la somme d'excitabilité ; car ces variations ne pourraient arriver que par une différence entre la dépense et le produit. Ainsi donc, d'après le système de l'auteur écossais, l'organisme serait une espèce de réservoir, une source d'excitabilité, dont le produit ne serait pas toujours en rapport avec les besoins de l'économie. Une pareille théorie paraît si extraordinaire aujourd'hui, que toute réfutation serait superflue, et l'on est surpris qu'elle ait pu trou-

ver des partisans à une époque encore si rap-
prochée de nous.

La faiblesse seule, dit Brown, constitue la
maladie, et la faiblesse est causée par trop ou
trop peu de stimulation. Que l'auteur ait pris le
symptôme le plus général, le plus constant, pour
la maladie elle-même, cela nous étonnerait peu,
tant d'auteurs sont tombés dans la même erreur;
mais qu'il suppose que la maladie est toujours
déterminée par l'excès ou l'insuffisance du stimulus, voilà ce qui surprend. Et comment saisir
la distinction qu'il établit entre les deux faibles-
ses qu'il admet? Sur quel signe, à quel caractère
pourra-t-on reconnaître que la faiblesse est directe ou indirecte? Il ne le dit pas, il ne pouvait
le dire : et cependant, cette distinction était de
la plus haute importance dans la théorie de
Brown, puisque les moyens thérapeutiques devaient varier selon que la maladie était due à
l'excès ou au défaut de stimulus. Eh bien! ce
point si capital reste vague, incertain; l'auteur
n'indique aucun moyen de déterminer quel genre
de stimulus doit être employé; aussi peut-on dire
que c'est là le principal écueil contre lequel s'est
brisée la méthode de Brown. Comment aurait

pu se soutenir un système qui ne reposait que sur des suppositions erronées? Qu'est-ce que cette excitabilité à laquelle l'auteur fait jouer un si grand rôle? Comment conçoit-il que son accumulation puisse causer la mort? Il était facile de démontrer la fausseté d'une pareille théorie.

La proposition la plus extraordinaire, selon nous, est celle qui place le siége des maladies, non pas dans la substance des organes, mais dans un principe immatériel, une abstraction; en effet, selon l'auteur écossais, les lésions matérielles, physiques, sont le résultat des désordres survenus dans l'incitabilité, en d'autres termes, les lésions matérielles sont dues aux altérations de l'incitabilité, être imaginaire, créé par l'auteur pour représenter une faculté de la matière organisée. Cette création ne le cède en rien aux ridicules conceptions des Paracelse et des Van Helmont.

D'après ce que nous avons dit, la thérapeutique de Brown semble se réduire à peu de chose, ou du moins être ramenée à une grande simplicité. Les maladies étant toujours pour lui dans le défaut ou dans l'excès d'excitabilité, ou, si l'on veut, dans le défaut ou dans l'excès d'excitement, l'indication était toujours d'augmenter ou de diminuer les forces stimulantes. Il s'agissait seulement d'établir le diagnostic, afin de décider si la faiblesse était directe ou indirecte, sthénique ou asthénique; car c'est de cette distinction que devait se déduire le choix des moyens. Mais, comme nous l'avons déjà dit, c'était là l'écueil de la méthode de Brown, parce que sa distinction théorique n'étant qu'une pure spéculation, elle était impossible dans la pratique; et l'on employait dans le traitement des maladies, des moyens presque toujours contre-indiqués.

On s'étonne véritablement que Brown se soit perdu dans des abstractions aussi étranges. Si, au lieu de déterminer à priori la nature des maladies; si, au lieu d'admettre en principe et comme base de sa théorie une pure supposition, l'auteur eût cherché dans l'étude des fonctions de la matière organisée ce que pouvaient être les dérangemens de la santé, il eût évité l'erreur dans laquelle il est tombé.

Jamais, assurément, en suivant la méthode que nous indiquons, et que nous avons suivie, jamais, disons-nous, on n'arriverait à conclure que les maladies sont de la faiblesse;

mais au lieu de suivre une marche aussi conforme à la raison, l'auteur, s'attachant au symptôme le plus constant, a dit : c'est la faiblesse qui constitue la maladie. Ce point posé, il a fallu créer une théorie qui cadrât avec le principe admis. Cette manière de procéder est, selon nous, la plus exposée à l'erreur, et l'on ne doit l'employer que dans l'impossibilité d'en suivre une autre. Mais ce n'était point le cas de Brown, et nous croyons avoir prouvé dans notre première partie, qu'il est une méthode plus naturelle et plus sûre d'arriver à l'appréciation des maladies.

Une grande erreur de Brown, c'est de croire que les maladies ne peuvent jamais être guéries sans traitement, et de ne tenir aucun compte de la soustraction de la cause et des ressources de la nature; et cependant rien de plus évident, de mieux demontré, que les guérisons spontanées. Il est impossible de nier qu'un grand nombre de maladies guérissent par les seules ressources de la nature. Si des malades succombent par défaut de médicamens, il en est beaucoup qui ne réclament que des soins de régime et hygiéniques. Voilà, il faut bien le dire, ce que ne comprennent point assez beaucoup de médecins, qui pensent qu'il faut toujours médicamenter.

La thérapeutique de Brown révèle aussi peu de connaissances des lois de la vie, que sa pathologie ; sur quoi, en effet, se fonde cette supposition touchant les propriétés stimulantes et fortifiantes qu'il attribue à certaines substances? S'il avait mieux connu la vie, s'il avait mieux connu les fonctions qui constituent cet admirable phénomène, et s'il avait réfléchi davantage, il aurait vu que les forces se perdent par l'altération des fonctions, et qu'elles ne peuvent se relever que par le retour de ces mêmes fonctions à leur état normal.

Le système de Brown n'est qu'un long roman; toutes ses propositions sont des suppositions qui ne reposent sur aucun fait, sur aucune observation; c'est un composé de créations abstraites, imaginaires; aussi n'a-t-il pu subsister longtemps.

Après Brown, nous voyons paraître comme réformateur un des hommes les plus remarquables des temps modernes, la réputation médicale la plus gigantesque : Broussais, dont le nom est encore une autorité, renversa de la manière la plus brusque le système de Brown, pour y substituer la théorie de l'irritation. Nous avons discuté cette théorie dans notre première partie; il ne nous reste que peu de mots à dire pour compléter cette discussion; mais nous croyons devoir présenter quelques généralités historiques sur une doctrine qui a fait tant de bruit à son origine, et en faire le rapprochement comparatif avec le système de Brown.

Jamais méthode ne fit une révolution aussi subite et aussi générale que la méthode dite physiologique; ce fut un entraînement tel que personne ne put y résister. Les praticiens les plus froids, les plus sceptiques, furent contraints de céder à l'influence des nouvelles idées; on aurait craint d'être blâmé dans une consultation, ou après avoir perdu un malade, si l'on n'avait pu dire : qu'au début de la maladie les moyens antiphlogistiques avaient été employés. Aussi, les émissions sanguines et la diète étaient-elles prescrites plus souvent pour se conformer à la mode et pour être ce qu'on appelait rationnel, que pour satisfaire à des indications bien démontrées.

Mais cet enthousiasme ne fut pas de longue durée; après le premier engouement les moins

exaltés reconnurent bientôt que la doctrine physiologique ne donnait pas tout ce qu'elle promet-
tait ; et plus tard les plus chauds partisans de
Broussais furent forcés de convenir que sa méthode laissait beaucoup à désirer, et qu'il était
même des cas où son application entraînait des
suites fàcheuses.

Toutefois, il faut le reconnaître, la théorie de
l'irritation était conçue dans des idées de progrès ; la méthode de Brown était désastreuse,
tout le monde en convenait, en gémissait, et re-
connaissait la nécessité d'une réforme. Mais que
mettre à sa place? le plus difficile n'est point de
détruire, mais de réédifier. Broussais, cependant,
tenta la réforme tant désirée.

Ce praticien avait remarqué que l'intensité des
symptômes morbides augmentait presque toujours sous l'influence des médicamens excitans :
il essaya de les supprimer, et s'en tint aux émolliens aidés de la diète. Il s'en trouva bien, et
persuadé qu'il était dans la bonne voie, il pour-
suivit ses essais de réforme. Aux émolliens et à la
diète, il ajoutait quelquefois de légères émissions
sanguines. Il ne remarqua pas qu'elles fussent
nuisibles, comparativement aux résultats que

donnaient les excitans de Brown; car il ne faut pas oublier que Broussais ne pouvait alors prendre d'autre terme de comparaison. Les modifications que le médecin français avait introduites dans sa pratique étant vraiment heureuses, il ne pouvait en rester là; des faits arides, séchement comptés et enregistrés, ne pouvaient satisfaire un esprit aussi généralisateur, préoccupé sans cesse par ce besoin d'établir toujours des rapports entre les effets et les causes. Poussé donc irrésistiblement vers l'explication théorique des faits observés, il n'est point surprenant qu'il se soit exagéré les améliorations qu'il avait obtenues, et qu'il ait cru y voir les bases d'un nouveau système.

Lorsque Broussais eut reconnu que l'expectation aidée de la diète, de quelques émissions sanguines et des dérivatifs externes, donnait des résultats plus satisfaisans que les excitans de Brown, qui, presque toujours, aggravaient les symptômes, il en conclut que les excitans étaient nuisibles, en augmentant l'excitation ou irritation qui est devenue pour lui toute la maladie.

Les fonctions digestives étant plus ou moins troublées dans toutes les maladies, l'auteur de la

doctrine physiologique supposait presque toujours une complication du tube digestif. Souvent
même pour lui l'affection principale était une
gastrite ou une gastro-entérite.

Cependant, quoique mauvaise, la théorie de
l'irritation est moins erronée, moins choquante, que la théorie de Brown. Ce que l'auteur
français dit du régime, de l'inutilité et du danger
d'un grand nombre de médicamens, est en général très-rationnel; et, sur ce point, on ne peut
que lui reprocher l'excès de l'abstinence absolue
qu'il prolonge trop dans beaucoup de cas. Enfin, pour être juste, il faut convenir que depuis
les travaux de Broussais les maladies sont mieux
étudiées, mieux appréciées quant à leur siége et
aux lésions organiques : en d'autres termes, on
établit mieux le diagnostic. Broussais n'eût-il
rendu que ce service à la science, ce serait assez
pour sa gloire, et l'on peut dire que son nom est
un de ceux qui ne périront pas. Mais les avantages que nous avons retirés de la méthode antiphlogistique ont été bien chèrement payés par
ceux qui en ont souffert les épreuves. L'application
exclusive , exagérée, qui a été faite de cette méthode, l'a rendue peut-être plus désastreuse pour

l'humanité que le système de Brown, qui n'a jamais été aussi généralement employé; la théorie de l'irritation fut reçue avec un tel enthousiasme et une foi si grande, surtout par les jeunes médecins, qu'elle fut dans l'origine un véritable fléau.

Le grand danger de cette théorie se trouve dans les émissions sanguines répétées, et dans l'abstinence absolue et prolongée. Lorsqu'on a affaire à des sujets jeunes et robustes, les inconvéniens qui en résultent sont moins grands; mais lorsqu'il s'agit de sujets faibles, épuisés par de longues privations, le traitement débilitant peut avoir les plus fâcheux résultats. C'est surtout dans les affections chroniques que les émissions sanguines sont promptement funestes; et dans les autres cas, les moindres inconvéniens de cette thérapeutique sont des convalescences longues, difficiles, exposées à de fréquentes et dangereuses rechutes.

Au premier abord, la théorie de l'irritation paraît calquée sur celle du médecin d'Edimbourg; en effet Broussais prend pour point de départ cette proposition physiologique de Brown, savoir: *que la vie se soutient par les stimulans*, et, pour lui, le calorique est le premier des stimulans. Dans ses propositions physiologiques, l'auteur français remplace l'excitabilité de l'auteur écossais par la sensibilité et la contractilité; c'est à ces deux propriétés qu'il attribue tous les phénomènes vitaux. Puis, arrivant à la pathologie, il transforme en vitalité la sensibilité et la contractilité, et rapporte toutes les maladies à l'augmentation ou à la diminution de cette propriété. Ici nous croyons devoir citer quelques unes des propositions qui servent de bases à la doctrine du célèbre médecin français:

« La santé suppose l'exercice régulier des fonctions; la maladie résulte de leur irrégularité, la mort, de leur cessation. (Proposition LVII.)

Les fonctions sont irrégulières, lorsqu'une ou plusieurs d'entre elles s'exécutent avec trop ou trop peu d'énergie. ( Proposition LXXVIII.)

L'énergie d'une fonction est excessive, lorsqu'elle précipite, suspend, ou dénature les autres, de manière qu'un ou plusieurs organes qui sont chargés de la fonction exagérée et de celles qu'elle a troublées soient menacées de destruction. ( Proposition LXIX.)

L'énergie d'une fonction est languissante, lorsqu'un ou plusieurs des organes qui en sont

chargés ne jouissent pas du degré de vitalité nécessaire pour bien exécuter la fonction. ( Proposition LXX.)

La vitalité des organes peut avoir été exaltée
avant d'être diminuée, *et vice versâ.* (Proposition
LXXI.)

Il n'y a ni exaltation ni diminution générale et
uniforme de la vitalité des organes. (Proposition
LXXII.)

L'exaltation d'un ou de plusieurs systèmes organiques, d'un ou de plusieurs appareils, détermine toujours la langueur de quelque autre système ou appareil. (Proposition LXXV.)

La diminution de vitalité d'un système ou d'un
appareil entraîne *souvent* l'exaltation d'un ou
de plusieurs autres, *quelquefois* leur diminution.
( Proposition LXXVI.)

L'exaltation de la vitalité d'un système ( à plus
forte raison d'un appareil) suppose toujours une
action des modificateurs stimulans supérieure à
celle qui convient au maintien de la santé, c'est-
à-dire une superstimulation ou surexcitation.
( Proposition LXXVII.)

La surexcitation partielle suppose toujours un
appel trop considérable de fluides; il y a donc

congestion préjudiciable à l'exercice des fonctions dans toute surexcitation. C'est une congestion morbide. (Proposition LXXVIII.)

La réunion de la surexcitation et de la congestion morbide partielles entraîne toujours une nutrition partielle exagérée, ou irrégulière, ce qui constitue la congestion active, qui tend nécessairement à la désorganisation. (Proposition LXXIX.)

La surexcitation et la congestion morbide actives et partielles sont compatibles avec la diminution générale de la somme de vitalité. (Proposition LXXX.)

La diminution partielle de la vitalité entraîne toujours celle de la nutrition, quoiqu'elle détermine souvent une congestion morbide; mais celle-ci est passive. (Proposition LXXXI.)

La congestion morbide passive peut désorganiser, mais beaucoup moins que l'active. » (Proposition LXXXII.)

Voilà les propositions fondamentales sur lesquelles repose tout le système de Broussais, c'est un mélange de vitalisme et de solidisme.

Comme on le voit, le professeur du Val-de-Grâce part du même principe que Brown. Les

deux auteurs font quelques pas ensemble, puis
se séparent brusquement, en s'égarant chacun
dans un chemin différent. On s'étonne que des
esprits aussi supérieurs aient été si peu logiques
dans les recherches qu'ils ont faites pour l'appréciation des maladies, et qu'ils n'aient voulu
voir que les symptômes. Cependant tous deux
étaient bien près de la vérité; il semble même,
en considérant leur point de départ, qu'ils ne
pouvaient faire un pas sans la découvrir. En
effet, que disent nos auteurs : que tous les actes
vitaux sont dus à l'action des stimulans ; que
la santé résulte d'un juste rapport des stimulans
avec l'état de vitalité ou d'excitabilité, et les
maladies, du trop ou du trop peu de stimulation.
Voilà des vérités qui semblent conduire tout
naturellement et sans aucun effort d'intelligence
à une autre vérité fondamentale : savoir, que
le défaut de rapport entre les stimulans et l'excitabilité, l'irritabilité ou vitalité, amenait du désordre et du trouble dans les fonctions, et de là
de mauvais produits fonctionnels. Cette conclusion paraît une conséquence forcée du principe
posé; eh bien ! cette vérité si saillante, si évidente,
a été complètement méconnue; elle n'a pas même

éte soupçonnée, et pour dire toute notre pensée, il semble que nos deux auteurs aient voulu l'éviter, en passant l'un à droite et l'autre à gauche. Une fois hors de la bonne voie ils sont tombés d'erreur en erreur; et pourtant, comme nous venons de le dire, ils étaient bien près du but. Broussais surtout le touchait du doigt, lorsqu'il dit : « La santé suppose la régularité des fonctions, la maladie résulte de leur irrégularité. » Cette proposition est certainement l'expression de la vérité, personne ne le contestera; il ne s'agissait plus que d'en tirer les conséquences en suivant la méthode naturelle et analytique. Mais l'auteur était trop préoccupé d'idées préconçues pour tirer de sa proposition les conséquences justes qui en découlent si naturellement.

On se demande comment deux hommes si remarquables ont pu faire de si grands écarts; mais en y réfléchissant davantage on voit qu'ils ne sont arrivés qu'aux conclusions auxquelles ils devaient nécessairement arriver, puisqu'ils s'étaient donné le dernier terme du problème. En effet, ils ont d'abord défini la maladie, puis ils ont cherché, chacun, une théorie qui cadrât avec cette définition, avec l'idée qu'ils se faisaient

du phénomène maladie. De cette manière ils n'é-
taient plus libres, ils n'étaient point dans les conditions dans lesquelles Locke veut que l'on soit
pour découvrir la vérité, c'est-à-dire, exempts d'i-
dées fixes et de toute préoccupation d'esprit. Et
ce n'était point là la situation *d'esprit* de nos deux
savans; car l'un voulait que les maladies fussent
toutes dans la faiblesse, et il lui fallait une théorie qui conduisît à cette conclusion posée à
priori : Broussais avait imaginé des irritations des
congestions, pour lesquelles il fallait aussi créer
une théorie; de telle sorte que, de bonne foi, et
sans s'en douter, nos deux auteurs étaient vraiment sous l'influence d'opinions préconçues;
ils n'étaient plus, nous le répétons, assez libres
pour découvrir la vérité, attendu qu'il n'était pas
indifférent pour eux que leurs études théoriques
les conduisissent à telle ou telle conclusion.

Après avoir établi ce principe si vrai, que les
maladies résultent de l'irrégularité des fonctions,
si Broussais avait poussé plus loin son examen,
et cherché sans prévention le rapport qu'il y avait
entre la maladie et le dérangement des fonctions,
il eût infailliblement reconnu que ce rapport devait être une modification des produits fonction-

nels. Cette conclusion est forcée; car il est impossible qu'une fonction troublée, irrégulière, donne les mêmes produits que dans l'état normal. Or, comme les fonctions que nous avons ici en vue ont toutes pour objet la nutrition, et l'auteur le dit lui-même dans ses propositions physiologiques, il s'en suit que toutes les fois qu'elles sont troublées, les matériaux nutritifs, comme tous les autres produits fonctionnels, doivent être altérés, viciés. Ainsi, il résulte des propositions de Broussais lui-même, que le phénomène maladie coïncide toujours avec une modification vicieuse des produits fonctionnels. Mais que sont ces produits? Ce sont des fluides, des humeurs. On peut donc dire que dans toute maladie les humeurs sont altérées. C'est un fait incontestable, même d'après Broussais; et si cet auteur a tiré de son raisonnement d'autres conclusions, c'est, comme nous l'avons déjà dit, qu'il était sous l'influence *d'une idée fixe*, d'une opinion préconçue à laquelle il voulait arriver. En effet, l'auteur du système physiologique avait déterminé la nature des maladies d'après les désordres qu'il avait trouvés sur les cadavres; il n'a pas réfléchi que les altérations organiques ne sont, le plus souvent, que des effets secondaires, consécutifs, qu'ils ne doivent point être considérés comme le point de départ de la maladie. Tous les travaux du savant professeur, travaux qui décèlent à chaque pas l'homme supérieur, ont été faussés par la préoccupation sous laquelle ils étaient dirigés. Et c'est une chose bien regrettable pour la science et pour l'humanité, que les recherches d'un aussi habile praticien n'aient pas été faites avec une plus grande liberté d'esprit. Mais comme nous l'avons dit, l'auteur avait arrêté ses idées sur la nature des maladies d'après ses observations nécroscopiques ; et c'est en quelque sorte par ces recherches qu'il avait commencé ses travaux. Ayant posé comme fait démontré et incontestable, que les maladies sont des irritations congestives, toutes les ressources de son esprit ont été employées à prouver l'exactitude de cette proposition, à créer des hypothèses qui cadrassent avec le terme qui devait servir de conclusion. On comprend de suite que cette manière de procéder est tout-à-fait vicieuse; il fallait suivre une méthode inverse, et dire : qu'est-ce que la maladie? puis ensuite chercher à déterminer sa nature par l'analyse des fonctions vitales, au lieu de la déterminer en quelque sorte à priori, et de créer ensuite une théorie pour l'expliquer.

On conçoit la manière de procéder suivie par Broussais, lorsqu'il est impossible d'employer une autre méthode, et surtout lorsque le fait qu'on admet comme la conséquence ou le terme auquel on doit arriver, est bien démontré. Ainsi, par exemple, ayant admis comme fait incontestable, que la terre tourne sur son axe, on conçoit que l'on ait cherché ensuite à faire cadrer les explications astronomiques avec le mouvement terrestre, pour créer un système qui rendît compte tout à la fois et du mouvement de la terre et de tous les phénomènes célestes qu'on voulait expliquer; il a fallu recourir à bien des hypothèses qui, quoique cadrant parfaitement avec tous les faits observés, ne sont après tout que des hypothèses, qu'on pourrait probablement remplacer par d'autres aussi satisfaisantes. Cette manière de procéder est ici permise, elle est même forcée, le dernier terme du problème étant donné comme conclusion.

De même, dans la guérison des maladies, quoiqu'on ne puisse pas dire comment opèrent les médicamens, et le démontrer, lorsque les résultats sont tels qu'on est forcé d'admettre leur efficacité, et de reconnaître qu'ils guérissent, il est permis alors de chercher des explications théoriques que l'on subordonne nécessairement au fait admis, c'est-à-dire, qui cadrent avec la guérison; toute explication, toute théorie qui ne conduirait pas à cette conclusion serait inadmissible, et toutes celles qui auraient pour conclusion le terme guérison pourraient être admises avec plus ou moins de probabilité. Ainsi, lorsqu'on eut reconnu que la purgation était suivie plus souvent de guérision que tous les autres moyens thérapeutiques, les partisans de la méthode évacuante en conclurent que la guérison était due à l'expulsion du principe morbifique et des humeurs viciées, altérées; c'est l'explication qui a paru la plus rationnelle aux auteurs de cette méthode. Mais lorsque les partisans de l'irritation sont forcés de reconnaître l'efficacité des évacuans, ils donnent une autre théorie, une autre explication : ils disent que les purgatifs agissent comme dérivatifs. Qu'on remarque bien qu'ici, comme dans les phénomènes astronomiques, on n'est point libre dans l'explication théorique, parce que la conclusion est donnée, et qu'il faut

arriver à cette conclusion avec laquelle peuvent
cadrer plusieurs théories très-differentes, mais
également probables.

Mais pour limiter ainsi le champ des recherches théoriques, et les subordonner à un terme,
il faut que le fait donné comme conclusion soit
bien constaté, reconnu vrai. Supposons que l'on
veuille, par exemple, expliquer le développement
de l'hydropisie ascite; on pourra donner plusieurs hypothèses : mais la conclusion de tous
les raisonnemens devra être une collection de
liquide dans le péritoine, soit par l'augmentation
des sécrétions, soit par la diminution des absorptions. Toute théorie qui ne conduirait pas à cette
conclusion, qui ne donnerait pas une accumulation de liquide dans le péritoine, serait inadmissible, serait fausse réellement, puisque ce terme
est donné par le fait, que l'hydropisie ascite présente véritablement une collection de liquide, et
que ce n'est point une pure supposition.

On conçoit donc que pour rendre raison d'un
fait matériellement démontré, on imagine une
théorie qui cadre avec ce fait; mais lorsque le
terme donné comme conclusion du problème
n'est qu'un mot, une pure supposition, une abs-

traction, comme le mot irritation, on s'expose gratuitement aux plus funestes erreurs : c'est ce qui est arrivé aux Brown, aux Broussais, et à beaucoup d'autres auteurs, parce qu'ils ont mal procédé, parce qu'ils ont mal posé le problème, comme nous venons de le dire.

Ne pouvant savoir positivement ce que c'est que le phénomène maladie, au lieu de le caractériser par un mot abstrait, par une supposition à l'appui de laquelle on ne peut apporter aucune preuve, il fallait, comme nous l'avons fait, procéder d'une manière plus rationnelle et plus philosophique, en cherchant d'abord à comprendre les conditions de l'état de santé et ce qui peut changer cet état. Connaissant bien ces deux choses, on peut déjà comprendre la maladie; car quel que soit le raisonnement que l'on fasse, on sera toujours conduit à cette conclusion forcée, que l'état de maladie est une modification vicieuse des conditions de l'état de santé. En procédant ainsi, on ne préjuge rien; l'esprit libre de toute préoccupation ne cherche point à forcer les conséquences, il les accepte telles qu'elles découlent tout naturellement des faits ; et quoique l'on ne puisse pas s'assurer d'une manière exacte,

positive, que l'on est dans le vrai, et que les conclusions auxquelles on est conduit par cette manière de procéder sont bien réellement la vérité
que l'on cherche, lorsque d'autres faits viennent
appuyer et corroborer ces conclusions, il n'y a
pas de doute à élever contre le fond de la théorie.
Telle est la méthode que nous avons suivie pour
rechercher quelle était la nature des maladies.
Nous ne pouvons pas démontrer matériellement
l'altération des humeurs ; mais cette altération
ressort forcément de l'examen des phénomènes
vitaux. Nous allons procéder de même pour déterminer quelle doit être la meilleure méthode
thérapeutique, et nous verrons si le résultat de
nos recherches est d'accord avec les conclusions
auxquelles nous avons déjà été conduit.

D'après ce que nous avons dit de la nature des
maladies, la vraie, la seule indication rationnelle
est la purification des fluides ; mais par quel
moyen l'obtenir ? Car on pourrait être d'accord
sur l'indication, et différer d'opinion sur les
moyens de la remplir, c'est-à-dire, qu'on pourrait
admettre l'altération des fluides, et proposer des
moyens différens pour en rétablir la pureté ; ainsi,
quelques-uns auront recours aux spécifiques, d'au-

tres aux dépuratifs, d'autres aux évacuans, etc.
Nous examinerons tous ces moyens; mais avant
nous parlerons de ceux préconisés dans la méthode antiphlogistique, et notamment de l'abstinence absolue et des émissions sanguines..

### DE L'ABSTINENCE ABSOLUE.

L'abstinence absolue est un moyen débilitant,
qui n'est indiqué que dans les dérangemens graves des fonctions digestives; mais toutes les fois
que la digestion se fait bien, l'abstinence absolue
est contre-indiquée : car elle est toujours nuisible,
surtout si elle est prolongée. En effet, dans les maladies, l'économie a besoin de toutes ses forces de
résistance pour lutter contre la cause du mal; et
l'abstinence mal entendue ne peut que diminuer
*la résistance vitale*, et déterminer l'altération des
humeurs, comme nous l'avons démontré dans la
première partie de cet ouvrage.

Lorsque l'abstinence est nécessaire, elle est
indiquée par des troubles dans les fonctions digestives, par l'inappétence, la diarrhée, la constipation opiniâtre, ou quelque autre dérangement;
et alors la première indication est le rétablissement des fonctions troublées, afin d'entretenir la

nutrition; mais, nous le répétons, lorsque la digestion est bonne, l'abstinence doit être proscrite, attendu qu'elle ne peut avoir que des suites fâcheuses, en augmentant les troubles généraux, et en diminuant les forces.

Nous savons bien que quelques personnes pensent que, dans les maladies, on doit diminuer les forces, pour diminuer le mal; c'est là, selon nous, une grande erreur; en diminuant les forces, en débilitant, on diminue les moyens de résistance, tandis qu'on doit tout faire pour les entrenir et les augmenter. Il ne faut pas perdre de vue que le seul moyen de conserver les forces de l'économie est d'entretenir la nutrition, et de la rétablir si elle vient à se troubler. Il n'est pas un cas où il puisse être utile d'affaiblir son malade; et si l'on veut être convaincu de cette vérité, que l'on observe ce qui se passe dans les affections locales, et surtout dans les plaies et dans les blessures; la guérison, comme nous l'avons dit ailleurs, la réparation des pertes de substance, marche infiniment plus vîte chez les sujets qui jouissent d'une bonne santé générale, que chez ceux qui sont dans des conditions opposées, et chez lesquels de simples plaies entraînent souvent la mort. Or, la santé générale ne peut être bonne sans le bon état des fonctions digestives, sans une bonne nutrition.

Que l'on remarque bien que nous ne parlons ici que de l'abstinence absolue et prolongée, comme on la recommande dans la méthode antiphlogistique; pour ce qui est des soins de régime et de la diminution des alimens, cela est presque toujours nécessaire dans les moindres dérangemens de santé; car, en général, on mange trop, même dans l'état sain.

Ainsi, l'abstinence absolue et trop prolongée est un moyen thérapeutique mal entendu, dangereux, et qui doit être proscrit. On citera des observations pour démontrer l'efficacité de cette thérapeutique; nous savons que des malades ont résisté aux mauvais effets d'une longue abstinence; mais un plus grand nombre y ont succombé.

## DE LA SAIGNÉE.

La saignée, tant vantée et tant blâmée tour à tour, est de tous les moyens thérapeutiques celui dont on a le plus abusé, celui dont l'application a été le plus funeste à l'humanité, et le moins indiquée. Plus on réfléchit, moins on comprend comment on a pu être conduit à tirer du sang, surtout dans les temps anciens, où les connaissances en anatomie, et en anatomie pathologique surtout, étaient si imparfaites. On conçoit qu'aujourd'hui, à la vue d'un poumon gorgé de sang, hépatisé, on pense qu'une saignée était indiquée, quoique cette conclusion ne soit pas exacte; on conçoit encore que dans l'apoplexie on croie utile de tirer du sang; mais les anciens ne devaient pas connaître les lésions du cerveau chez les apoplectiques, ni l'état du poumon chez les pneumoniques. D'où tiraient-ils donc l'indication de la saignée? comment concevoir qu'on ait osé tirer du sang, en voyant que la perte de ce fluide menaçait si prochainement la vie ? Il faut donc que déjà on connût les lésions pathologiques des organes, dans quelques maladies; il faut qu'à d'autres époques les connaissances anatomiques aient été beaucoup plus avancées qu'on ne le suppose (1). Quoi qu'il en soit, les

(1) Il n'est pas possible d'expliquer autrement l'usage si ancien de saigner; quelques auteurs, d'après Pline, parlent du cheval marin qui se déchire dans les roseaux, afin de se tirer du sang.

indications qui ont porté à tirer du sang étaient erronées, c'est ce que nous espérons démontrer.

Nous avons fait voir, et personne ne nous a contredit, que le sang est le fluide nourricier, que c'est dans le sang que la vie puise tous ses matériaux de sustentation. Or, en tirant du sang, on diminue nécessairement les matériaux nutritifs ; on appauvrit les fluides, on affaiblit. Y a-t-il des cas où il soit indiqué de diminuer la masse du fluide nourricier ? nous ne le croyons pas, et tout ce que l'on dirait pour soutenir l'opinion contraire à la nôtre ne serait qu'hypothétique et ne pourrait être appuyé d'aucun fait. Nons savons bien qu'on parle de pléthore sanguine, de tempérament sanguin, de la nécessité des dérivations dans les congestions sanguines. Nous avons démontré victorieusement, du moins nous le croyons, combien est fausse la théorie de l'irritation, sous le point de vue pathologique, c'est-à-dire, quant à la nature des maladies ; nous espérons démontrer également, que sous le rapport thérapeutique l'erreur n'est pas moins grande ; en effet, cette thérapeutique est tout entière dans

C'est là une supposition qui ne peut être prise au sérieux, dans un sujet aussi grave que celui qui nous occupe.

les émissions sanguines; eh bien! dans le cas même où les maladies seraient réellement des congestions locales, la saignée ne satisferait point à l'indication , c'est-à-dire que les saignées ne sont pas, comme on le croit, des dérivatifs locaux. En tirant du sang on n'agit pas plus sur un point qui serait le siége d'une congestion, que sur ceux qui sont dans leur état normal. Par exemple , en pratiquant une saignée soit locale soit générale, pour une inflammation supposée de l'estomac , l'effet ne s'en fera pas plus sentir sur l'organe qui serait le siége du mal, que sur les autres parties du corps.

Admettons pour un instant, avec les partisans des congestions locales, que, par une cause quelconque, les fluides soient appelés sur un point du tube digestif; comment conçoit-on qu'une saignée puisse les détourner du point où ils sont attirés? Par exemple, s'il y a sur la muqueuse gastrique une cause d'irritation, une épine, la saignée pourra-t-elle l'enlever? Assurément non; or si une cause morbide a le pouvoir d'appeler les fluides avant une saignée, elle aura le même pouvoir après; car on ne conçoit pas comment la puissance d'une cause irritante, d'un venin, serait affaiblie par une émission sanguine; il serait surtout absurde de penser que le sang tiré par la lancette, ou par tout autre moyen, vient d'un organe plutôt que d'un autre. Tout ce que l'on peut dire, c'est qu'après une saignée le sang est moins riche, et qu'il s'appauvrit de plus en plus, à mesure que les saignées sont répétées. Mais cet appauvrissement du sang ne l'empêcherait pas de se porter où il serait attiré, et d'y former une congestion qui serait en raison de l'intensité de la cause morbide, et non point en raison de la richesse du sang, ni même de sa quantité, car il en resterait probablement toujours assez pour congestionner le point irrité, et saturer, qu'on me passe l'expression, la puissance attractive de la cause irritante. Et en admettant même que par la diminution de la richesse et de la quantité du sang, on diminuât la congestion, nous ne voyons pas l'avantage qui en résulterait; car ici, tout serait relatif, attendu que les ressources de la nature, ses moyens de résistance et de réaction seraient également diminués.

Ainsi, tout ce que l'on dit de l'efficacité des saignées, comme moyen dérivatif dans les prétendues congestions, n'a, comme celles-ci, pour

fondement que des hypothèses tout-à-fait invrai-
semblables.

Nous accorderons cependant, que dans certaines circonstances, dans l'apoplexie foudroyante,
par exemple, et dans d'autres accidens où
la circulation est suspendue, l'ouverture de la
veine peut amener une déplétion qui favo-
rise le rétablissement des mouvemens du cœur.
Voilà comment nous comprenons que la saignée
peut être utile dans quelques cas rares; c'est par
son effet déplessif, et non point par son effet
antiphlogistique, et encore moins comme dérivatif; c'est-à-dire que ce n'est point en appelant,
en attirant le sang d'un organe plutôt que d'un
autre, et point non plus comme dépuratif.

Quant aux distinctions que l'on fait des saignées locales et générales, nous l'avons déjà dit,
nous pensons que l'on s'abuse; et ce que l'on fait
tous les jours à cet égard présente même des
contradictions choquantes: ainsi, pour une affection locale, bien circonscrite, comme une tumeur, on posera des sangsues, ou l'on appli-
quera des ventouses sur le point le plus rapproché
de l'affection. On agira de même pour une pré-
tendue gastrite ou gastro-entérite, ou pour une

affection de la vessie, etc. Croit-on que des sangsues appliquées à l'épigastre ou au périnée agi-
ront plus comme dérivatif qu'une saignée générale ? Comment, par exemple, une piqûre de
sangsue, à la peau, serait-elle plus dérivative
pour l'estomac que pour la cuisse? Une seule
chose pourrait diminuer la fluxion supposée,
c'est la diminution de la cause, ce serait l'extrac-
tion de l'épine; mais les émissions sanguines ne
sont pas pratiquées à cette fin, et en supposant
qu'elles aient cet effet, il n'aurait pas été prévu;
ce ne serait donc pas une thérapeutique rationnelle. Mais cette médication ne peut en aucune
façon diminuer la fluxion supposée; toutes les
suppositions qu'on fait à cet égard sont en désaccord, de la manière la plus choquante, avec
les lois physiologiques, et l'on s'étonne que des
idées aussi erronées aient éte si longtemps défen-
dues par des hommes d'ailleurs très-instruits; mais
la préoccupation égare et fausse le jugement.

Quoi qu'il en soit, ce qu'il y a de bien certain,
et de bien évident, c'est qu'en admettant même
une fluxion, une congestion, la saignée ne la
diminuerait pas, comme on le croit; rien de ce
que nous savons en physiologie ne pourrait ex-

pliquer un pareil résultat de la saignée. En effet, après l'application d'un vésicatoire au bras, qu'on fasse une saignée à ce même bras, et aussi *large* que l'on voudra, cela empêchera-t-il le vésicatoire de produire son effet? non; parce que l'épine ne sera point extirpée. Eh bien! dans le cas où une cause irritante produirait sur l'estomac l'effet d'un vésicatoire en y appelant une fluxion, pour nous servir de l'expression consacrée dans la théorie de l'irritation, croit-on que la saignée empêchera l'effet de l'épine? non certainement. Ainsi, en supposant même que les maladies soient des inflammations congestives, des irritations, et que l'indication soit une médication dérivative, les émissions sanguines, comme nous venons de le prouver, ne satisferaient point à cette indication.

Mais les maladies ne sont point des irritations congestives, ce sont des altérations d'humeurs, et l'indication est ici bien différente : les émissions sanguines sont tout-à-fait contre-indiquées, comme nous le démontrons plus loin. On voit combien est mal fondée l'opinion que l'on a sur l'effet dérivatif des saignées. L'erreur est aussi grande, quant à l'indication, que quant à la na-ture des maladies, et cette erreur, mise dans tout son jour par le raisonnement à priori, est encore démontrée par l'observation. En effet, si nous examinons les résultats pratiques, si nous consultons l'application des moyens antiphlogistiques, que voyons-nous? une méthode abandonnée de plus en plus, et le nombre de ses partisans diminuer chaque jour. Que devons-nous en conclure? la destinée d'une méthode ne doit-elle pas donner la mesure de son efficacité? car si cette méthode est bonne, elle aura du succès; et si elle est mauvaise, quoi que l'on fasse, elle tombera dans l'oubli. Eh bien! il est démontré aujourd'hui que la méthode dite antiphlogistique a beaucoup moins de partisans, est beaucoup moins employée qu'il y a 20 à 25 ans, et que de jour en jour elle l'est moins; donc elle n'est point bonne, elle n'est point la vérité, elle n'est qu'une erreur; cette conclusion est de rigueur, elle découle du raisonnement et des faits qui parlent encore plus haut que le raisonnement; car à tout ce que l'on pourrait dire pour défendre cette méthode, on aurait toujours cette terrible objection à faire : mais pourquoi tombe-t-elle? pourquoi tous les praticiens, après l'avoir embrassée avec tant d'empressement et d'enthousiasme, se voient-ilsf orcés de l'abandonner?

Nous ne dirons rien des moyens accessoires,

des moxas, cautères, etc. Quelques-uns de ces moyens sont beaucoup plus rationnels que les émissions sanguines, et s'emploient comme auxiliaires dans toutes les méthodes.

Ainsi, le raisonnement à priori dépose contre la méthode antiphlogistique, et démontre qu'elle est fausse. Plus tard nous verrons l'observation pratique parfaitement d'accord avec ces conclusions.

Il est bien reconnu aujourd'hui que beaucoup de médicamens ne jouissent pas des propriétés qu'on leur a supposées : ainsi certaines teintures, les sucs d'herbes, quelques sirops préconisés comme dépuratifs, sont des moyens insignifians, et même souvent nuisibles, à cause du long usage qu'on en fait ordinairement.

Toutes les fois que l'efficacité médicatrice d'une substance n'est pas suffisamment démontrée, on ne doit pas employer cette substance comme médicament; parce que, dans l'état de maladie, ce qui n'est pas utile est presque toujours nuisible. D'ailleurs, nous ne comprenons pas qu'on prescrive des médicamens, sans chercher, dans tous les cas, à s'expliquer comment ils peuvent opérer les effets qu'on se propose d'obtenir. Nous savons bien que le plus souvent cela est difficile;

mais alors il faut que des faits assez nombreux et bien constatés autorisent l'usage des moyens dont les effets se refusent à l'explication théorique : ainsi, par exemple, quoique nous ne puissions pas rendre compte d'une manière satisfaisante des effets de l'opium, l'expérience ne permet pas de nier ses propriétés narcotiques et calmantes.

Mais sur quels faits repose l'emploi d'un grand nombre de médicamens administrés chaque jour comme dépuratifs? Citera-t-on les améliorations survenues dans la santé de jeunes sujets scrofuleux et rachitiques, après l'usage des moyens dont nous voulons parler? mais ce n'est qu'au bout d'un temps fort long que ces améliorations sont ordinairement obtenues; et comme il n'est pas rare de voir les mêmes résultats chez des sujets qui n'ont subi aucun traitement, et pour lesquels on s'est borné aux soins de régime, on doit en conclure que les guérisons qui s'effectuent pendant l'usage des prétendus dépuratifs sont dues uniquement aux ressources de la nature, aux soins hygiéniques, et non aux médicamens dépuratifs.

Quels effets, nous le demandons, veut-on que produisent des sucs de cresson, de cerfeuil, les tisanes de houblon, etc? D'après quelle théorie, d'après quels faits, a-t-on été conduit à l'usage de ces moyens pour le rachitisme et les affections scrofuleuses? S'est-on bien rendu compte des effets dépuratifs? Nous sommes porté à penser qu'on s'est en général trop facilement payé de mots, et qu'on n'a point assez cherché à comprendre en quoi consistait l'action médicatrice de nos moyens thérapeutiques.

Par cela même qu'on croit les dépuratifs nécessaires, on reconnaît qu'il y a quelque chose d'impur à purifier. Or, la purification ne peut s'entendre que des fluides, des humeurs. Eh bien! comment conçoit-on que des humeurs impures, viciées, altérées, puissent être purifiées? cela ne peut se faire que de deux manières : par l'expulsion des virus ou mauvais principes; ou par leur décomposition et transformation en d'autres composés compatibles avec la santé.

Mais comment s'emparer des venins ou principes morbides qui altérent nos fluides? En se rappelant ce que nous avons dit ailleurs, touchant la difficulté de saisir les poisons une fois qu'ils sont introduits dans la circulation, on comprendra que nous ne possédons aucun moyen d'enlever ces vices morbifiques, ni de les neutraliser en les saturant ou décomposant; tout ce que l'on dirait à cet égard n'aurait pour base que des hypothèses; aucun fait ne nous autorise à penser que, dans l'état de la science, ces résultats puissent être obtenus. D'abord, nous ne savons pas en quoi consiste l'altération des humeurs; nous ne connaissons pas la nature des principes morbides. En quoi consistent, par exemple, les vices scrofuleux et scorbutique? Nous l'ignorons complètement.

D'un autre côté, que savons-nous touchant l'action des substances que nous employons comme médicamens spécifiques; en est-il dont nous connaissions assez les propriétés médicatrices, pour être certains de leurs effets? Ainsi, tous les termes du problème nous manquent. Sur quoi, par exemple, reposent les propriétés antispasmodiques et antiscorbutiques attribuées à certaines substances? On n'en sait rien; pendant longtemps, et particulièrement chez les anciens, on a cru aux spécifiques; on pensait, et quelques modernes partagent encore cette erreur, qu'il y avait des remèdes pour toutes les maladies, et c'est cette croyance qui a fait imaginer tant de composés informes qu'on est étonné de trouver encore dans les ouvrages modernes. Il est vrai que beaucoup de ces médicamens bizarres sont tombés dans l'oubli ; mais malgré les retranche mens nombreux qu'ont subis les anciennes pharmacopées, nos formulaires officiels sont loin d'être à la hauteur des connaissances de notre époque ; et nos neveux ne seront pas peu surpris de trouver dans le Codex de 1836 la Thériaque d'Andromachus, le Catholicum double, et d'autres composés aussi absurdes qui ne pourraient soutenir le plus léger examen, et dont aucun médecin n'oserait prendre la défense. Nous le disons avec regret, c'est un bien triste monument qui restera de l'état de la science médicale de notre époque.

Jusqu'à ce jour on a mal étudié l'action des médicamens ; on ne s'est point assez rendu compte de la manière dont peuvent agir nos divers moyens thérapeutiques. La plupart des auteurs se sont bornés à décrire avec plus ou moins de détails les médicamens d'après leurs caractères chimiques et physiques, à les classer systématiquement d'après leurs propriétés médicamenteuses vraies ou supposées ; c'est ainsi qu'on les a divisés en émolliens, toniques, excitans, etc. Mais peu d'auteurs ont cherché à analyser les modifications imprimées à nos organes

par les substances médicinales, et à comprendre
en quoi consiste réellement l'action médicatrice,
en un mot, ce qui constitue le médicament. Cependant, et nous nous plaisons à le dire, un auteur moderne, M. Barbier d'Amiens, a compris
l'importance de son sujet, relativement à l'appréciation de l'effet des substances sur l'organisme, et
il a fait de louables efforts pour combler le vide
qui existe encore à cet égard dans l'enseignement.
Mais, malheureusement il a été conduit à des
conclusions erronées par ses préoccupations de
doctrine d'une part, et de l'autre, en prêtant
aux médicamens des propriétés qu'ils n'ont pas.
C'est ainsi qu'il a cru que les molécules médicamenteuses pouvaient aller saisir dans le sang
les atomes morbifiques pour les détruire, les
neutraliser, etc.; c'est là s'abuser, comme nous
le ferons voir plus loin.

La première condition pour qu'une substance
puisse être médicament, c'est qu'elle soit réfractaire à l'action de nos organes et inassimilable.

Tout ce qui peut être décomposé par nos organes et rendu assimilable ne peut agir comme
médicament.

Il ne faudrait pas conclure de ce qui vient

d'être dit que toutes les substances réfractaires puissent devenir médicament; il en est dont l'action est toujours nuisible.

Notons encore, que selon l'état de santé ou de maladie, selon les dispositions individuelles ou organiques inappréciables, certaines substances seront plus ou moins facilement modifiées, plus ou moins réfractaires, de telle sorte qu'elles pourront dans quelques cas agir comme médicamens. Ainsi, par exemple, il est des personnes qui ne peuvent digérer le lait, et chez lesquelles il produit presque toujours l'effet d'un purgatif. Mais il est des substances qui résistent toujours à l'action de nos organes, et qui portent toujours dans l'économie une perturbation plus ou moins grande.

L'effet médicamenteux d'une substance quelle qu'elle soit résulte du trouble qu'elle cause dans l'économie, par sa résistance à l'action de nos organes. Ce n'est que par l'effet de cette résistance qu'elle est médicament, il n'y a pas une substance qui fasse exception.

Quelle est la modification, quel est le changement physiologique qu'impriment à nos organes les substances qui agissent comme médicamens. Ces changemens, ces modifications, que nous appellerons curatives, sont-elles toujours de même nature et appréciables dans leurs détails ? Enfin quels sont les organes qui reçoivent les premiers effets médicamenteux des substances administrées à l'intérieur ? Comment peut se comporter un médicament interne, proprement dit ? Nous allons examiner cette question importante sans espérer la résoudre complètement ; nous pensons cependant que la discussion à laquelle nous allons nous livrer, ne sera pas tout-à-fait sans utilité pour la science.

Si, comme nous l'avons dit, la substance ingérée dans l'estomac cède à l'action digestive de cet organe, elle est employée à la nutrition, sans déterminer aucun trouble, aucune perturbation, et ne peut, par conséquent, agir comme médicament.

Si, au contraire, le corps porté dans les organes digestifs est réfractaire, inassimilable, il en résulte une perturbation qui peut être utile ou nuisible, selon la nature du corps ; mais nous ne voulons parler ici que des substances qui agissent comme médicament, et qui sont supposées produire toujours de bons effets.

Les substances réfractaires à l'action digestive

des organes sur lesquels elles sont portées doivent réagir d'abord sur ces organes, et le résultat de cette réaction doit varier, toutes choses égales d'ailleurs, selon la nature des substances.

Parmi les substances qui résistent à l'action des organes, il en est dont tous les effets se bornent au tube digestif, tandis que les autres sont absorbées et transportées dans d'autres appareils. Il est hors de doute que quelques substances ont une action mixte et agissent, tout à la fois, sur le tube digestif et par absorption, telles que l'opium qui agit généralement comme narcotique et calmant, mais produit aussi, quelquefois, le même effet que certains astringens, comme dans la diarrhée. Comment sont modérées les évacuations? est-ce par la diminution des sécrétions, produite par le resserrement et la contraction des tissus, ou par un effet de narcotisme, par l'assoupissement, l'engourdissement de la vie, si je puis parler ainsi?

Quoi qu'il en soit, il résulte de ce que nous venons de dire qu'il y a deux classes bien distinctes de substances médicamenteuses. Dans la première nous plaçons toutes celles dont l'action directe et immédiate a lieu sur le tube digestif.

Dans la seconde, nous rangeons tous les agens qui semblent porter leur action sur d'autres organes que ceux de la digestion, et qui paraissent opérer par absorption.

Les substances réfractaires de la première classe produisent des effets qui varient selon leur nature; celles qui sont sans action chimique sur les organes déterminent seulement des indigestions en fatiguant comme corps étrangers, lorsqu'elles sont prises en trop grande quantité, par exemple, du ligneux, des substances calcaires, et d'autres corps neutres.

D'autres substances réfractaires agissent sur la muqueuse intestinale, en changeant son état de vitalité et en modifiant les sécrétions, comme les substances astringentes, purgatives, etc.

Les substances de la deuxième classe qui paraissent n'agir que par absorption déterminent, en général, de plus grands troubles dans l'économie que celles dont l'action semble porter sur le tube digestif, telles que l'opium. Quels sont les organes sur lesquels porte l'action de ces substances, pour la plupart si énergiques? il est difficile de répondre à cette question d'une manière positive; mais tout porte à penser que les systèmes

nerveux et circulatoire sont le siége de ces ac-
tions et réactions. On ne voit pas, en effet, sur
quels autres appareils pourraient agir les modificateurs dont nous parlons. Nous verrons tout à
l'heure ce qui résulte des effets de l'absorption,
lorsque nous aurons parlé sommairement de l'effet des substances de la première classe.

Nous avons dit que les substances qui bornent, ou semblent borner leur action au tube
digestif, sont de deux espèces, les substances
inertes qui n'agissent qu'en fatiguant les organes, et comme corps indigestes; et les substances plus actives qui modifient l'état de vitalité
de la muqueuse gastro-intestinale. Ce sont ces
dernières substances qui méritent surtout l'attention, parce que leur action a plus de retentissement que l'action des premières.

Le résultat des modifications imprimées à la
muqueuse digestive, par les substances qui réagissent sur cette membrane, est nécessairement
un changement, une variation dans la nature et
la quantité des sécrétions. Les substances astringentes disposent à la constipation, en diminuant
les sécrétions, tandis que les substances dites

purgatives les augmentent, et provoquent des évacuations.

Le tube digestif est le siége immédiat des effets dont nous venons de parler; mais le trouble qui résulte du changement dans les sécrétions intestinales réagit plus ou moins sur toutes les autres fonctions de l'économie, et c'est ce que l'on comprendra facilement : supposons que dans une diarrhée on administre des astringens pour arrêter les évacuations, la diminution ou suppression des sécrétions réagira sur le cours de tous les fluides qui affluaient en plus ou moins grande abondance sur le canal intestinal; et selon que la diarrhée sera plus ou moins intense, plus ou moins ancienne, et la suppression des évacuations plus ou moins subite, la perturbation sera plus ou moins grande dans toutes les sécrétions, et la santé plus ou moins troublée. Tous les praticiens savent qu'une diarrhée ancienne ne doit être arrêtée qu'avec beaucoup de réserve.

Si, au contraire, les substances ingérées dans les organes digestifs agissent en augmentant les sécrétions de la muqueuse et en appelant sur le canal intestinal une plus grande quantité de fluides, on comprend qu'il doit résulter de cet appel une réaction qui doit se faire sentir dans toutes les sécrétions de l'économie; et l'influence de cette réaction est d'autant plus grande, que tous les fluides appelés sur le tube digestif sont rejetés au dehors.

Voilà réellement ce qui résulte de la présence, dans le tube digestif, des substances réfractaires de la première classe. Maintenant, quelle influence peuvent avoir sur la santé les modifications, les phénomènes dont nous venons de parler? c'est l'expérience qui doit répondre à cette question; mais nous ferons remarquer en passant que les substances qui appellent les fluides sur le tube digestif pour les rejeter au-dehors, doivent être de très-puissans moyens d'épuration, de très-puissans modificateurs. Faisons remarquer encore que les déjections provoquées par les moyens dont nous venons de parler ne résultent pas toutes d'une action identique; en effet, comme nous l'avons déjà dit, il est des substances qui n'agissent qu'en fatiguant les organes par leur présence, mais qui sont inertes, et ne réagissent point par leurs propriétés actives et chi-

miques; c'est par indigestion qu'elles déterminent des évacuations.

Il en est d'autres, au contraire, dont les effets
dépendent de leurs propriétés chimiques; ces
dernières agissent en modifiant la vitalité des
organes. On comprend que ces substances doivent avoir une influence bien plus grande que
les autres. Nous verrons plus tard ce qu'on peut
conclure de ces faits, et les applications qu'on en
peut faire à la thérapeutique.

Les substances réfractaires de la deuxième
classe, ingérées dans le tube digestif, ne paraissent pas agir sur cet organe proprement dit; leur
action semble se porter sur d'autres appareils. De
quelle nature est cette action? et quels organes la
reçoivent primitivement? Il serait difficile de répondre à ces questions, aucune espérience ne
pouvant nous aider à saisir, à comprendre l'effet
de ces agens si actifs pour la plupart, comme
nous l'avons déjà dit? Comment, par exemple,
agissent l'alcool, l'opium, etc.? Comment sont
déterminés l'ivresse et le narcotisme? On n'en
sait rien, on ne peut que faire des suppositions.
Mais de quelque manière qu'agissent ces subs-

tances, leur action ne peut porter que sur les fluides ou sur le système nerveux. Trois ordres d'appareils seulement peuvent recevoir l'influence directe des substances introduites dans l'économie, ce sont les appareils digestif, nerveux et circulatoire. Nos connaissances anatomiques ne nous indiquent aucun autre appareil qui puisse recevoir, nous le répétons, l'action directe, immédiate, des modificateurs introduits dans l'économie, et être le siége de troubles primitifs. Toutes les lésions et altérations de tissu sont consécutives.

Ainsi quoique nous ne puissions pas avoir une exacte connaissance de la manière d'agir des substances médicinales, et surtout de celles qui n'opèrent que par absorption, nous pouvons regarder comme certain, que nos moyens thérapeutiques internes, en général, ne peuvent s'adresser qu'à trois ordres d'appareils, comme nous l'avons dit ci-dessus. Ce point posé, et la question ainsi simplifiée, il nous sera beaucoup plus facile d'étudier les effets que peuvent opérer les médicamens.

Nous avons déjà vu ce qui résultait des moyens dont l'action se porte particulièrement sur le tube digestif : nous ne nous en occuperons pas davantage pour le moment, devant y revenir avec détails un peu plus tard ; nous ne parlerons , quant à présent, que de l'effet des substances qui agissent par absorption.

Que peut-on se proposer en administrant à l'intérieur des substances qui ne peuvent agir que par absorption, c'est-à-dire, qu'en passant du tube digestif dans d'autres organes, sans avoir été décomposées, et en conservant toutes leurs propriétés médicamenteuses ? Et, d'abord, les substances réfractaires peuvent-elles être absorbées ? Comment le sont-elles, et par quels organes ? Que deviennent-elles ? Et, enfin, toutes les substances réfractaires qui ne semblent pas agir sur le tube digestif doivent-elles être absorbées pour agir sur les autres appareils ?

Dans l'état de la science, il est impossible de répondre à ces questions d'une manière bien satisfaisante; on pense généralement que beaucoup de substances réfractaires sont prises à la surface des muqueuses digestives par les bouches absorbantes et portées dans le torrent de la circulation.

Mais n'y a-t-il pas des corps qui agissent sans

être absorbés, et seulement par la stimulation qu'ils exercent sur les rameaux nerveux qui s'irradient à la surface des intestins? on peut le présumer. Il est probable que certaines substances n'agissent qu'en stimulant les radicules nerveuses avec lesquelles elles se trouvent en contact. Toutefois, nous ne pouvons former à cet égard que des conjectures. Nous connaissons si peu le système nerveux, surtout quant à ses fonctions, qu'il nous est impossible d'apprécier les modifications qu'il peut éprouver; nous ne savons pas si les troubles et les altérations dont nous le croyons le siége résultent d'une simple stimulation se transmettant de proche en proche dans la pulpe nerveuse, dont le jeu ou l'action serait, par ce fait, changée; ou par une modification de l'influx ou fluide nerveux, si toutefois, comme le pensent quelques personnes, ce fluide existe.

Comme on le voit, tout ici est conjectures, hypothèses. Mais une hypothèse très-vraisemblable, c'est qu'il y a des substances qui portent leur action sur le système nerveux, soit directement, soit par l'intermédiaire de l'appareil circulatoire. Cela posé, existe-t-il des cas déterminés dans lesquels l'indication soit d'adresser les moyens thérapeutiques au système nerveux ? quels sont ces cas ? et que pourrait-on se proposer des moyens qu'on emploierait ?

Beaucoup d'affections sont considérées comme ayant leur siége dans le système nerveux, mais elles sont tout-à-fait inconnues, en sorte que l'on ne sait rien quant à l'indication ni quant au choix des moyens de traitement. Le plus grand empirisme a tout dirigé jusqu'à présent, et l'observation n'a encore indiqué aucun moyen qui pût être employé avec quelque espoir de succès dans aucune des maladies nerveuses. Cependant il n'est pas improbable que quelques maladies aient leur siége dans l'appareil nerveux; car si, comme on est autorisé à le penser, l'opium et d'autres substances portent directement leur action sur cet appareil et troublent ses fonctions, d'autres causes que nous ne connaissons pas peuvent l'affecter aussi. Il n'y a rien là d'invraisemblable, rien qui blesse la raison. Mais en admettant qu'il y ait des maladies particulières au système nerveux, nous ne savons rien quant au choix des moyens thérapeutiques ; comme nous l'avons déjà dit, tout est obscur, incertain.

En général, pour combattre les affections que l'on suppose avoir leur siége dans l'appareil nerveux, on a recours aux substances stupéfiantes, narcotiques : pourquoi? D'après quelles données? Que se propose-t-on d'obtenir? Comment suppose-t-on que l'opium agit? Par exemple : lorsque pour de violentes coliques, ou à la suite de blessures qui causent de vives douleurs, on emploie les opiacés, presque toujours on procure du soulagement; mais ce n'est pas en détruisant la cause du mal, c'est en émoussant, en engourdissant l'appareil sensitif, en le rendant moins apte à recevoir et à transmettre la douleur. Voilà l'effet de l'opium et de ses succédanés.

Mais quoique l'opium n'agisse pas sur la cause du mal, il n'en est pas moins un moyen très-utile; en calmant les souffrances, ou si l'on veut, en rendant moins sensible à la douleur, il rend de grands services dans beaucoup de circonstances, car la douleur peut tuer. Ainsi donc l'opium doit conserver une place distinguée dans nos thérapeutiques.

Beaucoup d'autres substances très-actives, telles que la noix vomique, la fève Saint-Ignace, etc., ont été et sont encore employées contre des maladies dites nerveuses; nous blâmons l'usage de ces substances, parce qu'elles sont des poisons très-actifs et qu'aucune observation n'a encore démontré leur utilité, tandis que tout porte à croire qu'elles ont un effet nuisible.

Ainsi, quoiqu'il soit bien probable que plusieurs causes morbides portent directement leur action sur l'appareil nerveux, il n'existe aucune indication rationnelle d'après laquelle nous puissions diriger nos moyens thérapeutiques sur cet appareil, si ce n'est pour procurer du repos, calmer la douleur et l'agitation. Mais comment agissent les moyens que nous employons à cet effet? Leur action porte-t-elle immédiatement sur les centres nerveux, au moyen des radicules qui viennent se diviser à la surface du tube digestif, et comment, dans ce cas, agissent les médicamens? Est-ce seulement par une simple stimulation du tissu nerveux, comme nous l'avons déjà dit, ou par suite de combinaisons inappréciables? S'opère-t-il quelques changemens, quelques modifications dans les fonctions de l'appareil qui nous occupe? Ou bien, enfin, les médicamens qui paraissent agir sur les centres nerveux

sont-ils absorbés d'abord par l'appareil circulatoire, et n'est-ce que par l'intermédiaire de cet
appareil qu'ils agissent? On ne peut répondre
à ces questions, on en est réduit aux conjectures.

Il résulte de ce que nous venons de dire que
la plus grande obscurité règne encore sur toutes
les maladies que l'on suppose avoir leur siége
dans le système nerveux, et qu'il n'existe aucune
indication pour diriger les moyens thérapeutiques sur ce système; et, qu'on le remarque bien,
les cas où les opiacés semblent produire de bons
effets ne sont pas de ceux que l'on puisse considérer comme des affections particulières au système nerveux, et la médication calmante n'est
jamais qu'une médication palliative; elle n'agit
point sur la cause du mal, elle émousse seulement la sensibilité organique.

Mais cette incertitude pour l'appréciation et le
traitement des maladies dites nerveuses dispa-
raîtra, si l'on adopte pour leur étude la méthode
générale que nous avons indiquée, et si, au lieu
de chercher des affections spéciales qui réclament des moyens particuliers, on veut reconnaître avec nous que, quelle que soit la maladie, le

traitement doit être dirigé sur la cause qui ne peut résider dans l'appareil nerveux, comme nous espérons le démontrer tout à l'heure. Nous passons à l'examen de l'appareil circulatoire.

Est-il des cas où cet appareil soit le siége de maladies? En quoi consistent ces maladies? quelles sont les indications qu'elles présentent? et possédons-nous des moyens pour les remplir?

Oui, l'appareil circulatoire est le siége de maladies, et pour nous, c'est le plus grand nombre de cas. Ces maladies consistent dans une altération des fluides; il peut se présenter des altérations de tissu, mais cela est rare; et, dans tous les cas, ces accidens ne seraient que consécutifs, et nous n'avons en vue que les affections générales et primitives.

Pour les maladies de l'appareil circulatoire, il existe une indication positive et bien déterminée, qui découle tout naturellement de la nature des maladies; c'est l'épuration des fluides; et la thérapeutique nous fournit les moyens de satisfaire à cette indication, comme nous le verrons plus tard.

Nous ne rentrerons pas dans la discussion à laquelle nous nous sommes livré pour démontrer que les maladies ne sont que des altérations de fluides; ce serait nous répéter. Nous aurions pu même, en nous reportant à cette proposition si vraie de l'altération des fluides, nous dispenser de l'examen que nous venons de faire des maladies du système nerveux; mais nous avons voulu prouver que nous ne refusions aucune discussion, et nous aimons à penser qu'on nous rendra cette justice, que nous n'avons cherché à éluder aucun point de la question, et que nous ne l'avons subordonnée à aucune préoccupation de doctrine. Nous avons analysé les faits le plus exactement que nous avons pu, et nous acceptons les conséquences qui en découlent, sans chercher à les rapporter, à les faire accorder avec un système plutôt qu'avec un autre; et comme on le voit, ces conséquences sont parfaitement d'accord avec les principes que nous avons posés. Ce que nous allons dire de l'appareil circulatoire ne fera encore que corroborer nos opinions.

Ainsi que nous l'avons dit plus haut, dès l'instant qu'on admet l'altération des fluides, on reconnaît qu'il existe des impuretés à détruire, à enlever. Mais comment? Par quel moyen? Possédons-nous quelques réactifs qui, pénétrant les fluides, puissent s'emparer des virus, des venins, les décomposer, et les neutraliser? M. Barbier d'Amiens semble croire que ces moyens existent, mais nous ne pouvons partager son opinion.

Lorsqu'il est bien démontré qu'aucun corps, qu'aucune substance active ne peut être portée dans le sang, sans déterminer instantanément des accidens plus ou moins graves, comment supposer qu'on pourra faire passer avec avantage, dans ce fluide, et au moyen de l'absorption, des substances médicamenteuses? Nous sommes vraiment surpris que l'auteur que nous venons de citer ait caressé avec tant de complaisance une idée aussi erronée.

Les moyens thérapeutiques et véritablement curatifs n'agissent point par absorption; ces moyens ne peuvent parvenir dans le sang, en conservant leur caractère de médicament, et en supposant que cela puisse avoir lieu, en supposant que des substances actives puissent être prises par les bouches absorbantes et portées dans le torrent de la circulation, ce ne serait jamais sans déterminer des accidens. Quelle est, nous le demandons, la substance qu'on supposerait pouvoir être portée sans danger dans le sang? il n'en

est pas une. Or, tout ce que l'on dit de ces prétendus dépuratifs du sang ne repose donc sur
aucune donnée raisonnable et tombe devant
l'analyse des phénomènes physiologiques. La seule
médication rationnelle est celle qui est dirigée
sur le tube digestif, comme nous le démontrerons, et les seuls dépuratifs sont les moyens
purgatifs. Si l'on observe bien, on reconnaîtra
que tous les médicamens qui produisent réellement de bons effets agissent comme évacuans.

L'ignorance dans laquelle on est encore relativement à l'action des agens thérapeutiques employés chaque jour, est d'autant plus fâcheuse
pour l'humanité, et il est d'autant plus pressant
de la voir cesser, que beaucoup de praticiens ne
se bornent point à l'emploi de moyens insignifians; mais il en est qui ont recours aux substances les plus énergiques, aux poisons les plus
actifs : et au moment où nous traçons ces lignes
on nous met sous les yeux une triste preuve de
l'abus contre lequel nous nous élevons : c'est l'or-
donnance d'un médecin qui prescrit deux grains
d'arsenic en trente-deux pilules, à prendre en
trente-deux jours.

Nous savons que quelques praticiens administrent ce poison à la dose d'un seizième de grain et même à plus forte dose, et qu'ils prétendent en obtenir de bons effets. Nous n'hésitons pas à dire qu'ils s'abusent, qu'ils se trompent. Il est impossible que l'arsenic produise jamais de bons effets. Quel bien peut-on attendre d'une substance qui, appliquée sur le tissu cellulaire de la cuisse, à la dose de moins de deux grains donne promptement la mort à un chien robuste (1)?

Quoique classé parmi les poisons irritans, l'arsenic agit par absorption, et avec une très-grande activité, et quelque faible que soit la dose à laquelle on l'administre, si cette dose est répétée plusieurs jours de suite, elle doit nécessairement avoir des résultats funestes, elle doit agir comme un poison lent.

Si nous insistons autant sur ces détails, c'est

---

(1) Jusqu'alors on n'avait pu démontrer l'arsenic dans le sang ; mais il résulte d'un travail fort intéressant que vient de publier M. Orfila, que ce poison peut être retrouvé non seulement dans le sang, mais dans tous les tissus. Et à l'appui de son mémoire, le savant toxicologiste a rapporté à l'Académie de médecine ( séance du 5 mars 1839 ) un cas d'empoisonnement dans lequel il a pu démontrer l'arsenic dans le sang d'une saignée pratiquée vingt-deux jours après l'accident. Comment, d'après cela, oser administrer une substance qui reste si longtemps dans les fluides, et qui donne la mort à si faible dose ?

qu'ils sont d'une haute gravité, c'est que nous sommes profondément convaincu des mauvais effets d'un grand nombre de substances vénéneuses employées comme médicamens, et nous sommes surpris que nos formulaires officiels en autorisent encore l'usage.

D'après quelle théorie peut-on conclure l'utilité du sublimé corrosif, du chlorure d'or, de l'iode, etc. ? Que suppose-t-on que deviennent ces substances portées dans l'économie ? Comment conçoit-on qu'elles agissent ?

En général, c'est contre les maladies qu'on attribue à la présence d'un virus, que l'on emploie les substances vénéneuses dont nous parlons. Ainsi, on suppose qu'elles agissent comme dépuratives. Mais comment comprend-on cette épuration ? Dira-t-on qu'à défaut de théorie on a des observations ? Nous répondrons que celles-ci sont trop peu concluantes, et la puissance toxique des poisons que nous avons ici en vue, trop bien démontrée, pour que nous puissions en approuver l'usage, comme médicament.

Nous croyons en avoir assez dit pour démontrer le danger et l'inutilité de certaines substances préconisées comme dépuratives : il nous reste à parler des moyens dits empiriques.

Il faut entendre par spécifiques empiriques, des agens qui donnent presque toujours des résultats satisfaisans, mais dont on ne peut expliquer ni comprendre le mode d'action. Par exemple, le quinquina trouble les accès fébriles, c'est un fait bien démontré, mais on ne peut l'expliquer, on ne peut dire comment agit le quinquina.

Rigoureusement parlant, on pourrait dire que presque tous les agens tant vantés jusqu'à ce jour comme antisyphilitiques, antiscorbutiques, et comme dépuratifs spéciaux , sont employés tout-à-fait empiriquement. C'est ce qui résulte de ce que nous avons dit.

Possédons-nous réellement des moyens qui puissent être employés comme spécifiques empiriques? Nous n'en voyons aucun qui mérite véritablement ce nom, c'est-à-dire dont l'action curative soit certaine. On citera le quinquina : cette substance, il faut le reconnaître, a la propriété de troubler les accès fébriles et même de les suspendre; mais souvent ils reviennent, et l'on voit des malades qui, malgré l'usage très-souvent répété du quinquina ou du sulfate de quinine, ne peuvent obtenir la guérison de la fièvre d'accès qu'après un temps fort long, et chez lesquels la maladie paraît en quelque sorte être usée par les forces de l'économie, plutôt que guérie par les ressources de l'art. Nous pourrions en rapporter plusieurs exemples, et il n'est pas un praticien qui n'ait fait la même observation que nous, et qui n'ait reconnu l'insuffisance du quinquina pour les fièvres dites intermittentes. Ce que l'on ne peut nier, ainsi que nous l'avons déjà dit, c'est que le plus souvent il interrompt et trouble les accès, et c'est là une propriété très-digne de remarque. Quelquefois les accès ne reparaissent pas ; mais souvent aussi sans avoir employé de quinquina et sans aucun traitement, on voit la fièvre disparaître, de telle sorte que l'on ne peut pas dire que la cessation des accès soit réellement due à l'usage du quinquina.

Toutefois, nous le répétons, les effets de cette substance sont dignes de remarque; elle doit donc conserver une place distinguée dans nos matières médicales; mais il ne faut pas lui accorder plus de confiance qu'elle n'en mérite. Employée trop souvent, comme le font quelques praticiens, cette substance peut avoir des effets nuisibles; on voit chez beaucoup de fiévreux des empâtemens, des engorgemens viscéraux qui n'ont peut-être pas d'autre cause que l'usage trop prolongé du quinquina ou de ses préparations.

Ainsi, cette substance ne jouit pas de toute l'efficacité qu'on lui prête, c'est-à-dire qu'elle ne guérit pas les fièvres aussi sûrement que le croient quelques personnes, et cela ne doit pas surprendre. Si, comme tout porte à le penser, les fièvres d'accès sont dues à quelques principes délétères qui ont pénétré dans l'économie, comment le quinquina pourrait-il détruire cette cause? D'après tout ce que nous avons dit ci-dessus, on ne le comprend pas. Ainsi donc à priori, et théoriquement parlant, on ne voit pas comment le quinquina pourrait guérir les fièvres dites intermittentes, et d'autre part l'observation prouve qu'on a beaucoup exagéré les propriétés fébrifuges de cette substance. Toutefois, employé avec ménagement, le quinquina présente peu d'inconvéniens et peut être utile; il peut, en troublant, en suspendant les accès fébriles, abréger quelquefois la durée de la maladie; mais il est des moyens plus puissans et beaucoup plus rationnels, pour détruire la cause des fièvres; nous en parlerons plus loin.

Nous ne passerons pas en revue tous les moyens employés comme spécifiques, pour en faire ressortir le danger ou l'inutilité; mais nous croyons devoir dire un mot d'un agent dont, à notre sens, il est fait un abus dangereux; nous voulons parler de l'électricité.

Sur quoi repose l'emploi de l'électricité comme moyen thérapeutique? on n'en sait rien. Aucun fait, aucun phénomène physiologique ne justifie l'usage de cet agent dans le traitement des maladies; et d'après tout ce que l'on sait de ses effets, on doit craindre, au contraire, que le choc ou le courant électrique ne détermine des accidens; notre système nerveux ne paraît point être disposé de manière à pouvoir résister à l'action de l'étincelle, et c'est ce dont on peut se convaincre lorsqu'on la reçoit; quelque faible qu'elle soit, elle laisse toujours une impression pénible.

Nous avons vu employer plusieurs fois l'électricité, mais toujours sans succès. Nous citerons à cet effet une observation que nous avons suivie avec beaucoup d'intérêt.

Robin Denise, âgée de 22 ans, née à Bourg,

département de l'Ain, domestique, rue de la Mortellerie, n. 117, fit au mois de novembre 1826 une chute en arrière; après s'être relevée, elle sentit de la douleur dans les reins, et de la faiblesse dans la jambe gauche. Cette faiblesse augmenta au point que, quatre mois après la chute, la marche fut tout-à-fait impossible, et la malade, forcée d'entrer à l'hôpital, fut reçue à l'hospice de la Charité, dans les salles de MM. Boyer et Roux, le 3 mars 1827.

Le plus sévère examen ne fait reconnaître aucun signe de fracture ni de luxation; seulement on croit remarquer que le membre abdominal du côté gauche est plus long que celui du côté opposé; ce que l'on attribue à du gonflement dans l'articulation coxo-fémorale.

Il faut noter encore que la malade déclare avoir eu les garderobes plus difficiles depuis sa chute. Du reste, la santé générale est bonne.

Après un traitement de plus d'une année, pendant laquelle tous les moyens ordinaires, tels que bains, vésicatoires, moxas, cautères, etc., ont été employés en grand nombre et sans succès, la malade fut soumise à l'influence de l'électricité de la manière suivante :

Une aiguille à acupuncture est enfoncée dans les muscles de la région lombo-dorsale sur le trajet de la colonne vertébrale; une autre aiguille pénètre également dans les muscles jumeaux de chaque jambe. Puis au moyen d'une pile à auges, on fait passer alternativement par l'un et l'autre membre un courant électrique, qui détermine des secousses convulsives plus ou moins fortes, et plus ou moins douloureuses.

Le traitement est dirigé ainsi pendant plusieurs mois, après lesquels on fait pénétrer l'aiguille jusqu'à la moelle épinière, et pendant plusieurs mois encore on continue le traitement.

Au commencement du traitement, on électrisait la malade pendant 10 à 12 minutes, et plusieurs jours de suite, une fois seulement chaque jour; mais à mesure que le traitement s'est prolongé, la malade a été plus fatiguée de l'action électrique, et au bout de quelques mois on n'électrisait plus que tous les deux jours, et pendant moins longtemps. De temps en temps on laissait plusieurs jours de repos, et dans les derniers mois, les séances ne duraient plus que 4 à 5 minutes, la malade éprouvant des sensations de plus en plus pénibles et douloureuses.

L'aiguille fut d'abord portée dans la moelle, en traversant, nous croyons, le cartilage qui unit la dernière vertèbre dorsale à la première vertèbre lombaire; quelque temps après, on éleva l'aiguille d'une vertèbre, et on la plaçait tantôt à droite et tantôt à gauche de l'épine dorsale.

Le traitement était dirigé par M. Roux, avec un soin tout particulier. Tous ceux qui connais·sent cet habile praticien savent quelle sollicitude et quel intérêt il porte à tous ses malades, et combien il est attentif à leur éviter jusqu'aux plus légères souffrances.

On sait que la disposition des parties osseuses qui composent la colonne vertébrale rend l'accès du canal rachidien très-difficile; et comme les aiguilles n'étaient point laissées à demeure, c'était, pour chaque séance, une opération assez délicate, que de placer celle que l'on introduisait dans la pulpe vertébrale ; mais M. Roux réussissait généralement bien à pénétrer jusqu'au canal rachidien, sans émousser l'aiguille contre les parties osseuses. Cependant, un jour la pointe de l'aiguille s'étant recourbée, elle ramena quelques petits filets médullaires.

Quelquefois l'arrivée de l'aiguille dans la

moelle ne semblait faire aucune impression ; d'autres fois elle causait une assez vive douleur. Les sensations déterminées par le courant électrique variaient aussi ; elles étaient quelquefois plus et quelquefois moins douloureuses. Mais elles laissaient toujours la malade dans un état de brisement et de fatigue plus ou moins grand, et en général les sensations sont devenues plus pénibles, et le brisement plus grand, à mesure que le traitement s'est prolongé ; il semble que l'impressionnabilité ait augmenté sous l'influence de cette médication, si toutefois on peut donner ce nom au moyen employé en cette circonstance ; aussi fut-on obligé d'abréger, comme nous l'avons déjà dit, la fréquence et la durée des séances.

Le traitement au moyen de l'électricité a duré un an environ, mais il a été souvent suspendu pour laisser reposer la malade. On se servait d'une pile de soixante paires.

Après quelques mois du traitement électrique, la malade, se croyant mieux et plus forte, voulut marcher seule, et se laissa tomber ; elle fut obligée d'observer un repos plus sévère pendant quelque tems, et l'application de l'électricité fut

suspendue pendant une dixaine de jours. Enfin,
plus tard, sur le rapport de la malade, et plusieurs
fois, on dut croire à une amélioration; mais elle
ne put jamais marcher sans le secours d'un bras
étranger. Désespérant d'obtenir aucun succès, la
malade fut envoyée à l'hopital Saint-Louis, le 13
juin 1829.

D'autres essais que nous avons vu faire n'ont
pas mieux réussi, et dans notre opinion, l'électricité est un agent dont l'action peut être plus nuisible qu'utile en médecine, de quelque manière
qu'on l'emploie. Quel bien, en effet, veut-on
que produise l'ébranlement que détermine le choc
électrique? Jusqu'à présent, ce que nous savons de
l'électricité doit nous faire redouter son action,
et sans prétendre qu'on doive s'abstenir de faire
des recherches, nous disons que, pour faire des
applications de cet agent sur l'homme, et surtout
dans l'état de maladie, il faut agir avec beaucoup
de prudence; et qu'il conviendrait, avant tout,
d'avoir des observations bien constatées par des
essais faits sur les animaux.

Tous ceux qui ont reçu la commotion que cause
l'étincelle électrique savent combien l'ébranlement qu'on éprouve est subit, profond, et que cette

commotion laisse toujours un sentiment pénible
de brisement qui dure plus ou moins longtemps,
selon que le choc a été plus ou moins fort. On sait
d'un autre côté que ce choc peut tuer comme le
tonnerre. Eh bien! comment concevoir qu'un agent
qui produit de pareils effets, puisse devenir un
utile moyen thérapeutique? Quelle est l'action
qu'on suppose que peut avoir l'électricité sur nos
organes? que remarque-t-on chez les sujets tués
par la foudre? Jusqu'à présent les recherches les
plus minutieuses sont restées sans résultat; l'on
n'a pu reconnaître aucune violence, aucune trace
de lésion qui explique la mort si prompte, si subite, que cause l'électricité; et l'on doit présumer que l'action de cet agent se concentre tout
entière sur l'appareil nerveux. On est tué par suite
de l'ébranlement qu'éprouve cet appareil; et ce qui
le prouve, ce sont les contractions, les convul-
sions qu'éprouvent les animaux soumis à l'action
d'un courant galvanique. Dans cette supposition,
c'est-à-dire dans l'hypothèse que l'action de
l'étincelle se porte tout entière sur la pulpe
nerveuse, quel bien peut produire le choc électrique sur un malade menacé de paralysie, et
dans ces affaiblissemens des membres abdomi-

naux qui font craindre une altération de la partie inférieure de la moelle ? On ne peut répondre à cette question par aucune théorie; tout ici est dans le vague des suppositions , et nous manquons même de faits qui prouvent les bons effets de l'électricité dans les maladies. Ainsi, dans l'état de la science, rien en théorie ne démontre que l'électricité puisse être utile dans le traitement des maladies; et aucun fait non plus n'autorise l'emploi de cet agent. Parlera-t-on des observations que rapportent les partisans de l'électricité? nous ne nions pas que des malades aient guéri quoiqu'ayant été électrisés; nous sommes persuadé que ces observations sont recueillies et presentées avec toute la bonne foi et la sincérité possibles; mais enfin les choses ne sont point encore assez évidentes pour nous convaincre, et nous sommes autorisé à penser que les partisans de l'électricité s'abusent et attribuent à cet agent des guérisons qui sont dues aux ressources de la nature.

Il résulte de tout ce que nous avons dit que ni la méthode antiphlogistique, ni les autres méthodes employées jusqu'à ce jour, ne fournissent des moyens suffisans pour combattre les maladies et satisfaire à l'indication générale qu'elles présentent, c'est-à-dire qu'aucune ne donne les moyens d'épurer les humeurs en détruisant ou neutralisant les principes morbides qui les altèrent. Il nous reste à rechercher si, par quelque autre mode de traitement, cette indication curative peut être remplie, en chassant hors de l'économie la cause des troubles fonctionnels.

Ayant reconnu que toutes les maladies sont des altérations d'humeurs, on est conduit nécessairement à cette indication que le traitement doit avoir pour objet de purifier ces mêmes humeurs, et la purgation se présente en première ligne pour satisfaire à cette indication. En effet, les purgatifs, tous les évacuans, sont les véritables moyens à l'aide desquels on peut espérer rétablir la pureté des humeurs, en expulsant les vices morbifiques, les venins qui menacent la vie. Cette médication est la seule que la raison indique et que l'expérience démontre efficace; car si l'on observe bien ce qui se passe dans les maladies, on verra que toutes les fois que la santé s'améliore sous l'influence d'un traitement, c'est que les moyens mis en usage agissent comme purgatifs.

Ainsi, ne pouvant ni saisir ni modifier par aucun moyen les mauvais principes qui vicient les humeurs, il faut les expulser à l'aide des évacuans. Mais, dira-t-on, par cette médication on n'expulsera pas seulement les principes morbides qui ont porté le trouble et la perturbation dans l'économie. Il est certain que dans les matières évacuées il y aura autre chose que les élémens morbifiques qui ne peuvent être expulsés qu'avec les fluides qu'ils ont altérés; car il est probable que la santé générale ne peut être troublée, sans que tous les fluides de l'économie ne participent de l'état d'altération qui constitue la maladie. Nos connaissances physiologiques ne permettent pas de penser que les choses puissent se passer autrement; ce n'est donc que par le renouvellement des fluides viciés que la santé peut se rétablir. En répétant les évacuans, on expulse chaque fois une nouvelle quantité d'humeurs altérées, qui est remplacée par des fluides de moins en moins impurs, de telle sorte qu'à chaque purgation la masse humorale se trouve améliorée, et en continuant le traitement, on ramène les fluides à l'état de pureté qui constitue la santé.

Le rétablissement de la santé est d'autant plus

prompt et plus assuré, que les purgations sont plus rapprochées; en laissant entre elles de trop longs intervalles, l'épuration des humeurs est plus lente, plus difficile et la guérison plus incertaine; c'est surtout au début du traitement qu'il faut, autant que possible, purger plusieurs jours de suite, afin d'expulser dans un temps donné plus de fluides corrompus qu'il peut s'en former dans le même temps. Voilà ce qu'indique le raisonnement théorique; et nous allons voir des faits nombreux appuyer notre théorie, et prouver l'efficacité des purgatifs pour le traitement des maladies. Nous voulons parler des résultats obtenus par la méthode évacuante; et ici nous croyons nécessaire de remonter à l'origine de cette méthode et d'en faire l'histoire, afin que le lecteur puisse bien la juger.

Il y a une soixantaine d'années qu'un modeste praticien de l'Anjou pensa, contre les opinions reçues jusqu'alors, que la cause des maladies agissait d'abord sur les fluides, les altérait, et amenait par cette altération tous les troubles fonctionnels que nous appelons maladies. Et il ajouta, comme déduction nécessaire de cette manière de concevoir les dérangemens de la santé, que le traitement devait avoir pour but de chasser, d'expulser la cause morbide et les fluides altérés, c'est-à-dire qu'il fallait purger.

L'observation pratique vint confirmer le jugement de ce praticien. Il obtint, à l'aide de la purgation, des résultats si satisfaisans, qu'il crut pouvoir proclamer comme vérité, que les maladies sont dues à l'altération des fluides, et que le traitement le plus rationnel consiste à purger, afin de purifier les humeurs du principe qui les a viciées, altérées.

La théorie de Pelgas, c'est le nom de ce praticien, ne fut point adoptée par ses confrères; elle fut au contraire généralement repoussée; et l'on peut dire que jamais système médical ne fut l'objet d'une opposition aussi vive, aussi unanime que le système ou la méthode de Pelgas. M. Le Roy, son élève, fut le seul qui se déclara ouvertement son partisan et son défenseur. Plein des idées de son maître, et convaincu de plus en plus par l'observation pratique de chaque jour, que la purgation était le meilleur moyen de combattre les maladies, il se voua avec l'ardeur et l'enthousiasme d'une âme fortement pénétrée, à la propagation d'une méthode qu'il regardait comme la plus parfaite de toutes celles imaginées jusqu'alors. Sans lui elle serait morte avec son auteur.

Nous ne parlerons point de l'opposition en quelque sorte systématique qu'a éprouvée la méthode évacuante, mieux connue aujourd'hui sous le nom de médecine curative ou de Le Roy; nous n'entretiendrons pas non plus nos lecteurs des tracasseries sans nombre dont ce praticien a été l'objet; nous dirons seulement que pour continuer son œuvre de propagation, il a eu besoin de tout le courage et de toute la persévérance que donnent la conviction, l'amour de la vérité et le désir d'être utile à ses semblables. Nous ajouterons encore, pour faire mieux comprendre combien ce courageux praticien a eu d'obstacles à vaincre, et combien était grande l'opposition contre laquelle il luttait, que les pharmaciens, dans la crainte d'encourir la disgrâce de tous les médecins ligués contre la nouvelle doctrine, refusaient de préparer les médicamens qu'il ordonnait, et qu'il fut obligé, pour traiter ses malades selon ses idées et sa conscience, de préparer lui-même les médicamens qu'il prescrivait; il fut forcé par là de faire tout à la fois la médecine et la pharmacie. Eh bien! M. Le Roy a triomphé de tous les obstacles suscités par la prévention et l'esprit de système ; et, grâce à sa tenace persévérance, la méthode évacuante s'est propagée avec un tel succès, que tandis qu'en France on demandait l'interdiction de son auteur, les planteurs du Nouveau-Monde lui décernaient des couronnes.

Ce résultat est d'autant plus digne d'attention, qu'il est inouï qu'une méthode se soit jamais établie sans le concours des médecins ; il était réservé à la méthode évacuante de présenter cette exception remarquable, qu'elle s'est propagée dans les quatre parties du monde malgré les gens de l'art; et cette circonstance offre, selon nous, un grave sujet de méditation. N'est-ce pas en effet une chose bien surprenante, que les progrès et le succès d'une méthode que repoussent tous les hommes les plus compétens pour la juger? Il semble que la destinée de l'art médical soit de prêter au ridicule et à la déconsidération, par les contradictions les plus choquantes et les controverses les plus malheureuses. Ainsi, le corps médical tout entier repousse avec la plus grande opiniâtreté la méthode de Pelgas;

et l'expérience démontre chaque jour son efficacité ; d'un autre côté, une approbation qui tient
de l'enthousiasme accueille la doctrine physiologique ; presque tous les gens de l'art s'efforcent
de la faire adopter; et les résultats pratiques prouvent que cette doctrine est une erreur. Que penser de telles contradictions ? Que penser d'une
science qui repose sur des principes si peu fixes ?

Malgré cette opposition, de tous les systèmes
qui se sont succédé en médecine, aucun n'a
vécu aussi longtemps que celui de Pelgas ; tous
ceux qui ont paru jusqu'à ce jour, après la vogue
que donne la nouveauté, sont tombés dans l'oubli plus ou moins vite, pour faire place à des
idées nouvelles qui éprouvaient bientôt le même
sort. Il en a été autrement de la méthode évacuante. Cependant on put croire un moment que
la doctrine physiologique était supérieure à cette
méthode; l'enthousiasme vraiment général et
presque sans opposition, avec lequel les idées
de Broussais furent accueillies par tout le corps
médical, devait faire penser que l'art de guérir
avait fait une conquête précieuse, importante, et
tout le monde s'en réjouissait ; car, dans une
question de cette nature, qui chercherait à faire

prévaloir un système pour satisfaire un amour-propre ? Une seule pensée doit animer celui qui se consacre au traitement des maladies, le désir de faire plus de bien, de soulager plus de souffrances. Ce sentiment que nous supposons profondément gravé dans l'âme de tous ceux qui exercent l'art difficile de guérir, doit faire accueillir tout ce qui est annoncé comme un progrès ; aucune idée nouvelle ne doit être repoussée sans avoir subi un examen sévère.

Ce n'est pas toutefois, et nous le disons à regret, avec cette prudence et cette impartialité, que l'on s'est conduit à l'égard des deux méthodes dont nous parlons ; tandis que l'une est repoussée sans être soumise à aucune épreuve pratique, l'autre est admise avec un enthousiasme incompatible avec un examen réfléchi. Mais ce qui nous étonne surtout, et ce que nous ne pouvons comprendre, c'est qu'après des épreuves aussi longues et aussi décisives que celles que viennent de subir ces deux méthodes ; c'est qu'après des résultats si favorables à la théorie de Pelgas, et si défavorables à la doctrine de l'irritation, il se trouve encore des médecins qui vantent cette doctrine et s'opposent à l'usage des purgatifs ; et

cependant les faits sont ici d'autant plus con-
cluans, que les conditions dans lesquelles ces
deux méthodes étaient employées étaient bien
différentes; en effet, tandis que le corps médical
tout entier embrassait partout avec chaleur la
défense de la doctrine physiologique, qu'il cherchait à faire triompher et adopter comme méthode
générale, il repoussait par tous les moyens en son
pouvoir la méthode évacuante, dont l'application se trouvait ainsi le plus souvent abandonnée à des personnes sans expérience, et qui
quelquefois ne pouvaient pas même lire les cour-
tes instructions écrites qui leur étaient données;
car jusqu'à présent la généralité des médecins
ayant refusé de conseiller cette méthode, beaucoup de ceux qui l'ont employée n'ont pu recevoir de conseils que par correspondance.

Eh bien! malgré tous ces obstacles, la méthode
de Pelgas et Le Roy, comme nous l'avons déjà dit,
s'est propagée de plus en plus chaque jour;
tandis que la théorie de l'irritation a été de
plus en plus délaissée; et quelques efforts que fassent encore pour la soutenir quelques uns de
ses partisans les plus zélés, on peut prédire que
cette méthode tombera bientôt dans l'oubli.

Nous sommes surpris qu'au moment où l'on abandonne comme fausse, erronée, une théorie dont toute la thérapeutique consiste dans les saignées, nous sommes surpris, disons-nous, qu'on veuille faire revivre de vieilles idées qui ne sont autre chose que l'application exagérée du moyen le plus dangereux de la méthode de Broussais. Nous voulons parler des saignées *coup sur coup*. De semblables idées trouveront heureusement peu de partisans aujourd'hui; les débats qu'elles ont soulevés dans le sein de l'Académie, et notamment à l'occasion du traitement de la fièvre typhoïde, ont fait voir que le savant professeur qui préconise les saignées abondantes et rapprochées était seul ou presque seul de son avis. Cela, il est vrai, ne prouverait rien; car dans de pareilles matières le nombre n'est pas toujours une garantie de la solidité, de la justesse des opinions. Mais ici une circonstance donne une très grande valeur au nombre, c'est que tous ceux qui se sont élevés avec le plus de chaleur contre les doctrines que l'on voudrait remettre en faveur, ont été à d'autres époques partisans de ces doctrines, et que tous les ont abandonnées plus ou moins complètement, les ayant reconnues fausses et

n'ayant eu que des mécomptes dans leur application. Dans ces discussions remarquables, tant à cause des personnes qui y ont pris part, qu'à cause de l'importance de la question, un membre de l'Académie s'est exprimé ainsi : « Il est une
» époque de ma vie médicale où je saignais aussi
» fort abondamment : il y a de cela dix à douze
» ans, lorsque la doctrine de M. Broussais jouis-
» sait de toute sa valeur. Je ne faisais pas moins
» de trois, quatre, cinq saignées fort abondantes,
» fort rapprochées, et il est tel individu à qui j'ai
» fait appliquer jusqu'à 200 sangsues; car j'é-
» tais convaincu qu'il fallait poursuivre les con-
» gestions partout où j'en voyais des signes. Cela
» a duré trois ans. Par circonstance, je pratiquais
» alors parmi les étudians en médecine et parmi
» les étudians en droit. Ne me demandez pas les
» résultats de cette pratique : j'ai vu, et j'ai re-
» culé effrayé. Habituellement on voyait, après les
» fortes saignées, les symptômes nerveux s'aug-
» menter, les soubresauts plus marquées, le délire
» plus continu et les hémorrhagies plus fréquen-
» tes. Et si une chose m'étonne, c'est que M. Bouil-
» laud n'ait pas fait la même observation.

» J'en dis autant de la péripneumonie; j'ai vu

» des malades qui, après une ou deux saignées,
» tombaient dans la prostration; la poitrine de-
» venait stertoreuse; l'expectoration se suppri-
» mait, et la mort arrivait.

» Enfin, j'en dis autant de l'érysipèle. A la vérité,
» les saignées abondantes faisaient tomber la rou-
» geur, mais le tissu cellulaire sous-cutané restait
» infiltré, et après la mort on trouvait les mé-
» ninges pâles et décolorées. »

Et c'est M. Andral, un des professeurs les plus
distingués de la faculté de Paris, qui a prononcé
ces paroles solennelles, dans la discussion sur la
fièvre typhoïde (1). Après un tel aveu, nous le demandons, peut-on espérer que les saignées *coup
sur coup* puissent faire jamais école? On peut bien,
par son éloquence, et au grand préjudice de l'humanité, entraîner quelques élèves et quelques
jeunes médecins encore sans expérience, et assurément personne n'est plus capable d'opérer
cet entraînement que l'éloquent professeur dont
nous voulons parler; mais il arrivera ici, ce qui
est arrivé à Broussais, la pratique venant démen-
tir les préceptes du maître, les disciples aban-
donneront ses conseils.

(1) Séance du 28 mars 1837.

C'est donc vainement que l'on essaierait de relever la méthode dite physiologique, ou de lui en substituer une autre fondée sur des principes dont la fausseté est si bien démontrée pour la généralité des médecins. Il n'en est pas un aujourd'hui qui fasse la médecine comme il y a vingt ans, il n'en est pas un qui prescrive les saignées et l'abstinence absolue comme cela se pratiquait au début de la théorie de l'irritation; tous les praticiens ont reculé, effrayés des funestes effets de l'application de cette théorie.

Le contraire, comme nous l'avons déjà dit, est arrivé à la méthode évacuante qui, bien loin d'avoir été abandonnée, se propage de plus en plus chaque jour. Beaucoup de praticiens qui, il y a peu d'années encore, s'effrayaient à la seule idée d'un purgatif actif, sont beaucoup moins craintifs aujourd'hui, comme le prouvent les observations publiées depuis quelques années.

Voilà des faits, des faits qui n'ont pas besoin de commentaires, et dont le lecteur saura tirer les conclusions qui en découlent naturellement; il comprendra sans peine que la différence dans la destinée des deux méthodes ne peut venir que de la différence de leur mérite réel; et que, puisque la doctrine dite physiologique n'a pu, malgré ses nombreux sectateurs, se soutenir en présence de la méthode évacuante placée dans des conditions si défavorables, il faut bien que celle-ci soit supérieure à celle-là. Cette conclusion nous semble forcée.

Ainsi, c'est l'expérience qui a prononcé sur l'efficacité des deux méthodes que nous comparons; nous ne faisons qu'exprimer ici son résultat; c'est l'observation de plus de trente années qui proclame aujourd'hui les bons effets des évacuans, et qui démontre dans quelle erreur on était tombé en conseillant, comme méthode générale, les émissions sanguines répétées et l'abstinence absolue.

Il résulte de tout ce que nous venons de dire, que les partisans de la méthode antiphlogistique sont en bien petit nombre aujourd'hui, et que ceux de la méthode évacuante, au contraire, sont plus nombreux que jamais. Il s'est opéré, à cet égard, une véritable révolution dans les idées; et si quelqu'un pouvait en douter, nous le renverrions aux mémoires publiés depuis quelques années sur l'emploi des évacuans, mémoires qui ont été accueillis avec faveur par l'académie de médecine.

Ces travaux, dont le résultat est tout à l'avantage de la méthode évacuante, prouvent combien les idées se sont modifiées à l'égard des purgatifs; assurément, on n'eût point osé, il y a dix ans, faire avec ces médicamens ce qu'on a fait depuis et qu'on le remarque bien, c'est pour les maladies qui, d'après la théorie de l'irritation, permettent moins l'usage des purgatifs, qu'on a osé les employer, ce sont les fièvres typhoïdes (gastro-entérites graves de Broussais) que l'on a traitées avec succès au moyen des évacuans. N'est-ce pas là une véritable révolution médicale? Comment des moyens signalés, il y a peu d'années encore, comme dangereux, sont-ils devenus tout à coup de très bons moyens thérapeutiques? Que s'est-il donc passé? Nous l'avons dit : la méthode évacuante ayant toujours de nouveaux succès, et la méthode antiphlogistique toujours de nouveaux revers, il a bien fallu reconnaître que l'on s'était trompé à l'égard de ces deux méthodes; que la première était préférable à la seconde, et devait enfin être admise comme méthode générale.

Il est vrai que dans les comptes-rendus dont nous avons parlé ci-dessus, il n'est point question de la méthode purgative de Le Roy-Pelgas. Mais malgré le silence affecté que nous signalons, et dont nous sommes surpris, il n'en reste pas moins démontré par ce que nous avons dit, que c'est aux bons effets de cette méthode qu'il faut rapporter les changemens qui se sont opérés dans les idées médicales, et en supposant même, ce qui est impossible, d'après tout ce qui précède, en supposant, disons-nous, que les nouveaux partisans de la purgation n'aient point entendu parler de la méthode purgative, que jamais dans leur pratique on ne leur ait demandé leur avis sur cette méthode, en supposant, enfin, cette parfaite ignorance d'un mode de traitement employé depuis plus d'un demi-siècle, et qui a fait quelque bruit, à cause du bien et du mal qu'on en a dit, en admettant toutes ces suppositions, et que ce soit spontanément et par suite de leurs propres inspirations, que ces honorables praticiens aient été conduits à employer les purgatifs, les résultats si satisfaisans qu'ils ont obtenus ne prouvent pas moins que Pelgas et Le Roy étaient dans le vrai, et qu'on a été injuste à leur égard ;

et d'autant plus injuste, qu'on s'est toujours efforcé de faire croire qu'il s'agissait seulement d'un remède conseillé d'une manière empirique; tandis qu'on savait très bien, ou du moins on devait savoir, qu'il s'agissait d'une théorie, d'un système, ce qui est bien différent; et s'il était resté quelques doutes à cet égard, ils doivent être dissipés aujourd'hui.

Quelques personnes semblent vouloir contester à Pelgas et Le Roy le mérite d'avoir créé la méthode évacuante, en disant que la purgation n'est point un moyen nouveau, et que de tous les temps elle a été employée et contre toutes les maladies. Nous n'entendons point présenter ici les purgatifs comme une découverte moderne; nous savons qu'ils sont connus depuis long-temps; mais au moment où Pelgas les a préconisés, ils étaient presque généralement abandonnés; Brown les employait peu, et plus tard ils furent tout-à-fait proscrits par l'auteur de la doctrine physiologique qui les représentait comme les moyens thérapeutiques les plus dangereux. Pelgas est donc le premier qui les ait réintroduits dans la pratique; il est le premier surtout qui les ait conseillés à doses actives et souvent répétées.

On peut donc, avec raison, attribuer le retour des idées vers la purgation aux bons effets de la méthode de Pelgas.

Comme preuve de ce que nous disons, nous citerons la question mise au concours de 1826, par la Société médicale et naturelle de Bruxelles.

» 1° Exposer les effets produits sur l'organisme, » par les médicamens connus sous les noms de » purgatifs et émétiques;

» 2° Etablir dans quelles circonstances de l'état » de maladie on peut les administrer avec un » succès réel, tant à faible qu'à forte dose;

» 3° Déterminer quelle est leur manière d'agir.»

La Société avait pour objet de constater les effets de la méthode évacuante de Pelgas et Le Roy; en voici la preuve irrécusable : « Si nous avons tant insisté, dit le rapporteur de la Société, pour que cette question fût mise au concours, c'est surtout à cause des effets étonnans de la purgation continue; c'est afin d'acquérir de nouvelles lumières sur un point de doctrine qui, depuis plusieurs années, a fixé toute notre attention. » Et plus loin, il cite ces paroles du rapporteur de la première commission :

« Qu'on se rappelle dans quelles circonstances

la Société a fait choix de la question proposée ; que l'on veuille bien se ressouvenir qu'à cette époque le purgatif de Le Roy avait une vogue inouïe... »

Ainsi la Société médicale et naturelle de Bruxelles avait bien évidemment en vue les effets de la méthode évacuante ; elle voulait être éclairée sur des résultats qui l'étonnaient, et pour cela elle faisait un appel aux savans, elle proposait une espèce d'enquête.

Comme on voit, cette Société ne voulait point, à l'exemple de ce qui se passait en France, repousser sans examen la théorie de Pelgas ; elle cherchait, au contraire, à l'apprécier dans ses résultats, et ne craignait pas de l'avouer franchement, en faisant connaître, par l'organe de ses rapporteurs, les motifs qui l'avaient déterminée dans le choix de la question proposée.

Nous avons dit ci-dessus que depuis quelques années il avait été publié en France plusieurs mémoires sur l'emploi des purgatifs, et nous avons témoigné notre étonnement de ce que dans ces travaux il n'était point parlé de la méthode de Pelgas et Le Roy ; nous croyons devoir faire remarquer ici que toutes les recherches des praticiens français sur la purgation employée comme méthode générale, dans le traitement de certaines maladies sont postérieures au concours dont nous venons de parler; le lecteur sera surpris, comme nous, que les auteurs de ces recherches paraissent ignorer les faits qui ont tant excité l'attention de la Société médicale et naturelle de Bruxelles, faits qui étaient assurément plus nombreux chez nous que chez nos voisins. Quoi qu'il en soit, il est bien démontré que l'enquête dont nous venons de rendre compte a été provoquée dans l'intention de connaître les effets de la médication évacuante d'après la théorie de Pelgas et Le Roy.

Eh bien! qu'a produit cette enquête? Son résultat a-t-il été tel que le corps savant dont nous parlons ait cru devoir le faire connaître à l'autorité, et provoquer des mesures prohibitives contre les évacuans dits de Le Roy? Ces médicamens ont-ils été déclarés dangereux? rien de cela. L'enquête a prouvé, au contraire, que la méthode de Pelgas et Le Roy opérait des cures qu'on ne pouvait obtenir par aucune autre méthode, et dans des cas souvent désespérés. Le mémoire couronné en cite plusieurs exemples, et pourtant l'auteur est bien loin d'être humoriste; il est, comme tous ses concurrens, un zélé partisan de la doctrine de Broussais. Aussi ne peut-il rester impartial. Tout en reconnaissant les bons effets des évacuans, il recommande tellement les précautions dans leur emploi, que peu de personnes, d'après ce qu'il dit, oseraient faire usage des purgatifs même les plus doux. Ainsi, après avoir cité une guérison inespérée, il s'écrie : « Mais qu'on y » prenne garde; car on se tromperait si l'on » croyait qu'il ne s'agit plus que de purger. Ces » résultats sont rares, etc. » La prévention l'égare à tel point qu'il accuse toujours les évacuans d'avoir causé les accidens qu'ils n'ont pu empêcher. Mais malgré cette partialité de la part de l'auteur, en lisant son mémoire sans passion (1), en laissant de côté ses opinions, la vérité est facile à reconnaître; elle ressort des faits qui sont rapportés avec bonne foi, nous nous plaisons à le dire : seulement, égaré par l'esprit de système, l'auteur tire des conclusions erronées. Ainsi

_________

(1) De l'action des émétiques et des purgatifs sur l'économie animale, et de leur emploi dans les maladies, par P.-A. Marcq, docteur en médecine, membre de plusieurs sociétés savantes. Bruxelles : H. Tarlier, libraire, rue de la Montagne; et à Paris, à la librairie, rue Jacob, n. 25.

tous les travaux pour l'enquête dont nous parlons ont été faits par des personnes dont les opinions médicales étaient tout-à-fait opposées à celles des auteurs de la méthode évacuante, et des plus défavorables à l'usage des purgatifs. Cette remarque, que tout lecteur fera comme nous, doit donner une très grande valeur aux observations rapportées en faveur des évacuans.

Nous ne ferons plus qu'une réflexion à l'égard de ce concours : c'est que si la purgation avait toujours produit de mauvais effets, comme quelques personnes s'efforcent encore de le dire, une enquête aurait été inutile. L'attention de la Société n'a pu être fixée que par les cures extraordinaires qui lui étaient rapportées, et c'est bien évidemment ce qu'elle entend par *les effets étonnans* ; ce sont ces effets qu'elle voulait vérifier.

Ainsi il est hors de doute que l'attention n'a été rappelée vers la purgation en France, comme à l'étranger, que par les résultats si heureux de la méthode évacuante.

Au surplus, il s'agit moins de savoir qui a réhabilité la purgation en médecine, que de savoir si ce moyen est bon, efficace, et si les changemens que nous signalons dans les idées médicales existent réellement. Eh bien! l'efficacité de la purgation est mise hors de doute par les progrès de la méthode évacuante; et le changement dont nous parlons est avéré, incontestable; et en supposant même qu'il se soit opéré par une autre cause que celle que nous indiquons, il n'en vient pas moins à l'appui de la méthode purgative, c'est tout ce que nous avons voulu constater pour le moment.

Nous devons faire remarquer, avant d'aller plus loin, que la méthode évacuante aurait eu de plus brillans succès encore, si, au lieu d'être employée, le plus souvent, par des personnes sans connaissances et sans expérience médicales, le traitement eût toujours été dirigé par des gens de l'art.

Qu'on ajoute encore que la plupart des malades qui, jusqu'à ce jour, ont eu recours à la purgation selon la méthode de Pelgas et Le Roy, avaient épuisé sans succès tous les autres modes de traitement, et étaient, le plus souvent, abandonnés des médecins, comme incurables. Voilà des considérations qu'il importe de ne pas perdre de vue, lorsqu'il s'agit de juger cette méthode comparativement avec d'autres.

D'après tout ce qui précède, nous pensons qu'il restera bien démontré pour toute personne exempte de prévention, que, loin d'être dangereux, les évacuans sont au contraire les plus puissans moyens thérapeutiques, ceux qui rendent le plus de services à l'humanité, et que la méthode évacuante est la meilleure méthode générale de traitement. Ceux qui ne voient dans les maladies que des irritations, des inflammations, s'effraient à la seule idée d'un purgatif actif; ce moyen, selon eux, ne pourrait qu'augmenter l'inflammation existante, et en déterminer d'autres. Ils ne comprennent pas que le tube digestif puisse résister à l'action d'un purgatif. Quelle erreur! le tube digestif, comme nous l'avons dit dans notre première partie, n'est pas aussi sensible, aussi inflammable qu'on le pense. Comment croire que le Créateur ait fait si faible, si délicat, un organe aux fonctions duquel la vie est attachée? à quoi ne seraient pas exposés les intempérans et tous ceux qui abusent des liqueurs fortes si le tube digestif était aussi susceptible? Nous pensons autrement que les partisans de l'irritation, et nous croyons que, loin d'être aussi sensible, le canal intestinal, au contraire, est un des organes les plus robustes de l'économie. Et s'il n'en était pas ainsi, comment les animaux pourraient-ils résister à tant de privations auxquelles ils sont exposés ? Manquant souvent du nécessaire, et forcés de se nourrir d'alimens de mauvaise nature et malsains, les espèces se perdraient. On se trompe, nous le répétons, sur la sensibilité de l'organe digestif. Et voyez l'inconséquence : en même temps que l'on tremble à l'idée d'un purgatif actif, on administre de véritables poisons tirés de tous les règnes de la nature.

Pour justifier l'usage des moyens que nous repoussons on cite des guérisons ; nous avons fait voir qu'on s'abusait à cet égard, et que l'on attribuait aux moyens employés, des résultats qui étaient dus aux seules ressources de la nature, et obtenus malgré le traitement. Qu'on examine sans prévention l'effet des moyens mis en usage pour combattre une maladie quelconque, on verra, comme nous l'avons déjà dit, que les moyens qui agissent comme laxatifs sont les seuls qui procurent de l'amélioration. Tous les autres sont plutôt nuisibles qu'utiles. C'est ce qui explique la vogue qu'ont eue, à diverses époques, tous les médicamens purgatifs vendus sous forme de poudres, pilules, teintures, etc., etc.

Nous croyons que c'est ici le lieu de revenir sur une proposition que nous avons hasardée dans notre première partie : nous disons, à la fin de la page 85, qu'il est probable que l'efficacité des médicamens, leur propriété médicatrice, repose sur un mode d'action uniforme, toujours le même, quelle que soit la substance, plutôt que sur une propriété spéciale et relative à la nature de la maladie : eh bien ! la longue discussion à laquelle nous venons de nous livrer n'a fait que nous confirmer dans cette opinion. En effet, il résulte de cette discussion qu'il n'y a que la médication purgative qui soit réellement curative; c'est-à-dire, en d'autres termes, que les seules substances médicamenteuses sont celles qui jouissent de la propriété de purger.

Ainsi donc, il n'y a qu'un seul principe médicamenteux, c'est le principe purgatif fourni par un grand nombre de substances; tout ce qui purge, tout ce qui a réellement une action purgative, employé convenablement, fournit un médicament curatif. Tout ce qui ne purge pas est plus nuisible qu'utile.

Nous sommes porté à penser aussi, comme

nous l'avons déjà dit, qu'il n'existe qu'un seul principe nutritif, toujours le même, quelle que soit la substance qui le fournisse. Nous sentons que beaucoup d'objections peuvent être faites à cette idée de l'unité d'un principe nutritif; mais nous n'attachons pas d'importance à cette question qui présente peu d'intérêt pratique. Il n'en est pas de même de celle de l'unité d'un principe médicamenteux, cette opinion se rattachant à la pratique, et se trouvant corroborée par le résultat des recherches que nous avons faites, pour savoir quelle devait être la meilleure méthode générale de traitement.

Jusqu'à ce jour la purgation a été employée d'une manière tout-à-fait empirique, et point avec assez de constance, pour en obtenir tout le bien qu'elle peut produire. Il fallait que Pelgas vînt poser les bases de la théorie évacuante, en disant : les maladies sont dues à l'altération des humeurs. Les praticiens qui ne sont point habitués à traiter avec les purgatifs, et surtout ceux qui sont prévenus contre ces médicamens, en obtiennent rarement des résultats bien satisfaisans, parce qu'ils les administrent avec trop d'hésitation et de timidité. Ils s'arrêtent presque toujours après un purgatif; et s'il a causé beaucoup de malaise et laissé quelques coliques, ils recourent aux moyens dits antiphlogistiques, pour calmer l'irritation qu'ils supposent avoir été déterminée par l'évacuant; une semblable pratique n'aura jamais de succès.

Les purgatifs doivent être employés avec assurance, avec confiance, et administrés plusieurs jours de suite, à doses suffisantes pour déterminer au moins six à huit évacuations et procurer un soulagement un peu notable. En général, plus on met de hardiesse et d'activité dans l'emploi des évacuans, plus on assure le succès du traitement.

Dans les affections aiguës graves, les purgations rapprochées ( deux et même trois dans les 24 heures ) ont quelquefois des effets miraculeux, et l'expérience prouve qu'il n'y a jamais aucun danger à rapprocher ainsi les doses purgatives.

Quant à la durée du traitement par les purgatifs, une expérience prolongée démontre que l'on peut user des évacuans pendant un temps fort long, et presque tous les jours, sans qu'il en résulte jamais rien de fâcheux. Nous avons de nombreux exemples de malades qui se sont traités pendant des années, en se purgeant plusieurs fois par semaine.

Et chose remarquable, et qui prouve bien que la purgation est parfaitement en harmonie avec les actes vitaux et le travail de nutrition, c'est que les forces se relèvent sous l'influence des purgatifs. L'embonpoint revient, ainsi que la fraîcheur, et tous les autres signes de la santé. Les personnes qui n'ont point observé les effets de la médication évacuante craignent surtout deux choses, l'inflammation, l'épuisement. Ces craintes sont d'autant plus mal fondées, que, comme nous l'avons démontré, le mot inflammation est vide de sens, ou du moins exprime un état de choses qui ne peut avoir lieu, et dans aucun cas nous ne redouterions l'inflammation. Les douleurs abdominales, les coliques, cette extrême sensibilité qui feraient craindre la maladie appelée péritonite, ne nous empêcheraient pas de donner des purgatifs : au contraire, et nous aurions plus de confiance dans cette médication que dans toute autre. Que pourrait-on, du reste, redouter dans le cas où il s'agirait d'une affection du péritoine? une inflammation du tube digestif, une gastro-entérite; mais ce résultat serait à désirer, ce serait là une révulsion heureuse, car une gastro-entérite n'a pas la gravité d'une péritonite ; dira-t-on que le tube digestif pourrait s'enflammer sans que pour cela la péritonite cédât? Mais ce n'est pas ainsi que raisonne l'auteur du traité des phlegmasies : si, une irritation existant, on en détermine une autre, celle-ci est toujours dérivative de la première; ainsi dans une maladie grave, par exemple, dans ce qu'on appelle une affection cérébrale, ou dans la péritonite, on ne doit pas craindre d'irriter l'estomac.

En général, il ne faut rien craindre des évacuans; plus ils sont employés avec hardiesse, plus ils procurent de soulagement. Il n'est que deux cas dans lesquels on doit s'en abstenir : c'est lorsqu'on a reconnu l'inutilité de ces moyens, et lorsque l'état spasmodique ou convulsif de l'estomac ne permet pas au médicament de passer; lorsqu'il est rejeté, lorsqu'il y a des vomissemens presque continuels. Dans ces cas il faut en suspendre l'usage. Mais nous reviendrons sur l'application de la méthode en particulier et nous entrerons dans de plus grands détails, car il y a des circonstances où l'on doit traiter les vomissemens par les évacuans.

Quant aux craintes que l'on a sur le long usage des évacuans, elles sont tout-à-fait mal fondées ; comme nous l'avons déjà dit, les forces bien loin de s'épuiser se relèvent et de nombreux faits sont là pour corroborer cette assertion. Il suffit seulement, pour continuer longtemps les éva-cuans, de proportionner la fréquence des doses et leur activité aux effets qu'elles produisent, à leur manière d'agir, et à la promptitude des effets. Il y a des dispositions individuelles telles, que les doses purgatives opèrent vite, et sans causer ni malaise ni fatigue ; de sorte que les malades peuvent, le jour de la purgation, se nourrir et presque se livrer à leurs occupations, comme le jour où ils ne prennent aucun médicament. Ces malades peuvent se purger souvent et longtemps, sans s'arrêter, réparant chaque jour, par une ali-mentation suffisante, les pertes qu'ils font par les évacuations.

Mais il y a des malades qui sont obligés à des repos fréquens et plus ou moins prolongés ; ce sont ceux chez lesquels les purgatifs opèrent len-tement et en causant beaucoup de malaise, de telle sorte que le jour où ces malades se purgent, ils ne peuvent prendre aucune nourriture. On conçoit qu'il ne leur serait pas possible de continuer longtemps la purgation sans se reposer, et dans ce cas, le traitement est toujours plus long et plus difficile.

Ainsi, pour nous les maladies sont des altérations d'humeurs ; la purgation est le meilleur moyen thérapeutique; et la méthode indiquée par Pelgas et Le Roy est celle à l'aide de laquelle on obtiendra généralement le plus de succès. Nous dirons plus tard ce que nous pensons du choix des purgatifs, de leur application en particulier, et nous indiquerons les modifications que nous avons reconnues nécessaire de faire subir à la méthode de Le Roy, modifications qui, d'ailleurs, ne touchent point au fond de la doctrine.

FIN DE LA DEUXIÈME PARTIE.

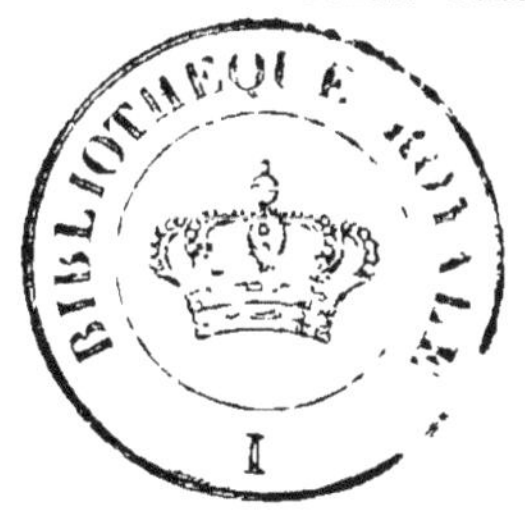